cómo invertir en su cerebro

Edición revisada y actualizada

Una guía SHARPBRAINS para mejorar su mente y su vida

Álvaro Fernández Ibáñez y Dr. Elkhonon Goldberg

Elogios

Cómo invertir en su cerebro (edición en inglés)

"Uno de esos libros que nadie puede ignorar. Perspicaz, conciso y útil. Un libro para toda persona que desea trabajar y vivir de un modo sano e inteligente, basado en la neurociencia moderna".
Dr. Tobías Kiefer, Director Global de Aprendizaje y Desarrollo, Booz & Company

"Una referencia esencial en el campo de la salud cerebral y la neuroplasticidad".
—**Walter Jesssen**, PhD, Fundador y Editor, Highlight Health

"Reconocido por AARP como una de las fuentes de información de mayor calidad, este libro logra ser imparcial y suficientemente crítico al mismo tiempo — un buen modelo a seguir".
—**Dr. Peter Whitehouse**, Profesor de Neurología de la Universidad Case Western Reserve

"Un recurso imprescindible para ayudarnos a entender mejor nuestro cerebro y nuestra mente, y cómo desarrollarlos a lo largo de la vida".
—**Susan E. Hoffman**, Director, Osher Lifelong Learning Institute en UC Berkeley

"...el mejor análisis que he visto sobre las implicaciones de la neurociencia para el desarrollo personal y profesional".
—**Ed Batista**, Entrenador de Liderazgo, Escuela Superior de Negocios de la Universidad de Stanford

"¡Enhorabuena por una gran guía! Este libro está lleno de información de primera clase y de consejos prácticos en el campo de la salud cerebral y cognitiva".
—**Elizabeth Edgerly**, PhD, Jefe de Programas de la Alzheimer's Association

"Este gran libro nos recuerda el porqué de leer un libro (no sólo la búsqueda de información a través de Internet) puede merecer tanto la pena. Échele un vistazo".
—**Dr. Jan Gurley**, Médico Internista y Robert Wood Johnson Fellow

"Este libro ofrece un servicio muy valioso a la amplia comunidad de personas interesadas en temas del cerebro y del aprendizaje".
—**Michael Posner**, Profesor Emérito de Neurología de la Universidad de Oregón

"Por fin, una profunda y completa descripción de la ciencia, productos y tendencias para romper viejos mitos y ayudarnos a mantener nuestro cerebro en forma. De lectura obligada".
—**Gloria Cavanaugh**, ex Presidenta de la American Society on Aging

"Una guía magistral. Promete abrir el diálogo necesario para impulsar una nueva cultura de gimnasia cerebral con bases sólidas y científicas".
—**P. Murali Doraiswamy MD**, Profesor de Psiquiatría, Universidad de Duke

"Este es el único libro que conozco que integra, de un modo fluido y accesible, la información más reciente sobre la salud cognitiva a lo largo de la vida".
—**Arthur Kramer**, Profesor de Psicología de la Universidad de Illinois

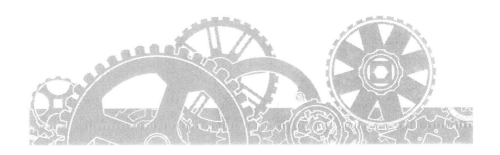

Dedicamos este libro
a su cerebro único
y a su mente extraordinaria

Índice

PRÓLOGO

Escribir un prólogo para este libro en un plazo tan corto no ha sido tarea fácil. Ahora bien, como verá el lector más adelante, hay razones para creer que desafíos mentales como éste son beneficiosos para mantener mi cerebro en forma a medida que voy avanzando en sabiduría y en años. Al igual que muchos otros, he notado los cambios que conlleva la edad. A pesar de que quizá desearíamos tener una píldora mágica, de momento sigue siendo nuestro comportamiento, ayudado por la tecnología, el que nos ayuda a vivir bien a nivel físico, emocional y cognitivo.

De hecho, nueva información y tecnologías están listas para transformar la manera en que abordamos nuestra salud y nuestro bienestar a lo largo de la vida, incluyendo un nuevo modo de entender lo que significa estar sano y saludable. Como director de programa en la National Science Foundation, he sido testigo de múltiples descubrimientos y avances promovidos por nuestro programa de Bienestar y Salud Inteligente, que pueden traer consigo mejoras sustanciales sobre cómo optimizar nuestra salud. Los rápidos progresos en la tecnología móvil y por Internet; y descubrimientos científicos en el campo de Salud Inteligente han abierto un nuevo mundo de posibilidades para el seguimiento sistemático y la gestión activa de la salud a largo plazo, lo cual va mucho más allá del actual tratamiento esporádico de enfermedades agudas. El concepto de Salud Inteligente hace más hincapié en la gestión del bienestar que en la curación de enfermedades; reconoce el papel del hogar, familia y comunidad como importantes contribuyentes a la salud y bienestar individual; y admite el papel central de la cognición en la conducción y el mantenimiento de hábitos saludables a lo largo de la vida.

Conocí a Álvaro Fernández Ibáñez en un simposio científico organizado por la Universidad del Estado de Arizona, en el año 2009. Yo estaba allí para dar una charla sobre las perspectivas prometedoras del uso de videojuegos como una forma de evaluar y quizá incluso de conservar la cognición con el paso del tiempo. Álvaro presentó una perspicaz visión del estado de la ciencia y el mercado para la salud mental. Intereses mutuos nos condujeron a una conversación continuada después de la conferencia. Desde entonces, ha sido un placer para mí participar en las tres Cumbres Virtuales que SharpBrains ha organizado–estas cumbres ofrecen una oportunidad única de interactuar con colegas en la vanguardia de la ciencia, la tecnología y el mercado para apoyar la salud cerebral y mental a lo largo de la vida. Nuestras colaboraciones incluyen un taller en septiembre de 2012 sobre videojuegos, atención y bienestar, organizado por la Oficina de Política Científica y Tecnológica de la Casa Blanca y la National Science Foundation, que reunió a neurólogos, científicos y desarrolladores de juegos.

La necesidad de dicha colaboración interdisciplinaria ha sido reconocida por SharpBrains, la organización pionera que le presenta este libro, y que ha reunido durante varios años a neurólogos y científicos que trabajan hacia una mejor comprensión del cerebro humano, a expertos en tecnología que desarrollan nuevas plataformas y soluciones, así como a profesionales y consumidores que buscan fórmulas prácticas para lograr cambios reales en el comportamiento y estilo de vida de este modo mejorar la salud cerebral, y la salud en general. Este libro refleja esta diversidad, abarcando temas que van desde el cerebro y sus mecanismos, a la importancia de los diferentes tipos de estudios científicos y los aspectos prácticos del ejercicio físico, la nutrición y el entrenamiento cognitivo.

Este libro es un gran punto de partida: aunque no hay una "verdad absoluta" sobre este tema, aún naciente, está en marcha una importante transformación de la que todos tenemos que ser conscientes, y para la cual debemos estar preparados. Este libro es un gran comienzo para dar sentido a la neurociencia moderna, y para tomar medidas activas hacia una Salud Inteligente, tanto a nivel individual como a nivel colectivo. Aunque este libro fue escrito para ser accesible a un amplio público, sigue siendo una lectura muy valiosa e interesante para expertos, dada su exposición muy bien estructurada e integrada. Este valor combinado, para el lector general y el experto, se logra mediante la inclusión de entrevistas honestas y bien preparadas con investigadores líderes en múltiples áreas, así como breves resúmenes, y un estilo y estructura de texto muy claros.

En resumen, no importa quién sea usted, aquí tiene una lectura importante. Espero que la disfrute.

Misha Pavel, PhD

Profesor de Ingeniería Biomédica,
Universidad de Ciencias de la Salud
en Oregón y Director del Programa
de Bienestar y Salud Inteligente de la
National Science Foundation.

INTRODUCCIÓN

Hace apenas diez años, aún era raro ver la palabra "cerebro" junto a "gimnasia" o "entrenamiento", o la palabra "cognitiva" seguida de "mejora". Hoy en día, no pasa una semana sin un nuevo artículo en los medios de comunicación vinculando estas palabras, un cambio que refleja el creciente interés por mejorar el rendimiento de nuestros cerebros y mentes a lo largo de la vida, tanto desde la comunidad médica y científica, como desde la población en general. Dado que vivimos en un entorno complejo y cambiante; y dado que la esperanza de vida ha aumentado en más de 25 años durante el último siglo en los países desarrollados, este interés es bastante oportuno.

El año 2007 marcó un hito. Ese año, importantes avances científicos vincularon el ejercicio físico y mental con mejoras cognitivas a largo plazo. Estos descubrimientos fueron acompañados por un salto en la cobertura de los medios de comunicación durante todo el año, culminando con un especial de la cadena pública de televisión PBS titulado "El programa de gimnasia cerebral". Varios libros sobre el tema llegaron a la lista de Bestsellers del New York Times, y con un videojuego de Nintendo abriendo el camino, decenas de productos fueron presentados como nuevas opciones de entrenamiento mental. Desde esta primera oleada de interés, las cosas se han desarrollado rápidamente. La salud cerebral está ganando un lugar preponderante (pero no siempre bien informado) en la imaginación de muchas personas en Norteamérica, Europa, Asia y otras regiones.

Una nueva oportunidad

La creciente proliferación de resultados científicos, artículos en los medios de comunicación, y publicidad, están dando lugar no sólo a un tremendo interés sino a una enorme confusión. La investigación científica evoluciona rápidamente, a menudo mostrando contradicciones significativas. La prensa a veces informa de resultados científicos fuera de contexto y con mensajes educativos de dudosa relevancia y calidad. La publicidad de numerosos productos hace afirmaciones fantásticas, a menudo con poca evidencia sólida. ¡Saber qué creer y a quién escuchar presenta un auténtico reto!

La historia de dos estudios, publicados con sólo unas semanas de diferencia en el año 2010, muestra la importancia de abordar este campo con una óptica exigente y cautelosa. El primer estudio, patrocinado por la BBC, fue presentado en cientos de artículos con titulares como "El entrenamiento cerebral no funciona". Lo que el estudio mostró realmente fue que reunir una colección de juegos mentales nunca previamente analizados ni validados, y tener a multitud de personas jugando un total de unas tres o cuatro horas durante seis semanas, no resultó en mejoras cognitivas significativas. El estudio fue criticado por científicos de diversos campos (dando hechos sorprendentes como el que todos los datos recogidos de personas mayores de 60 años fueron excluidos del análisis final a última hora), pero la conclusión establecida y promocionada por los medios de comunicación era bien clara: "el entrenamiento cerebral" no funciona. Punto y aparte.

Poco tiempo después, un amplio estudio patrocinado por el National Institute of Health (NIH) en EEUU dio también mucho que hablar. Se trataba de un meta-análisis muy extenso de toda la literatura científica y médica existente hasta el momento, con el objetivo de una mejor comprensión de los factores de riesgo y protección para el deterioro cognitivo y la enfermedad de Alzheimer (EA). En este estudio, el más riguroso y completo a fecha de hoy (julio de 2013), se analizaron los resultados de 25 evaluaciones generales y 250 estudios clínicos utilizando métodos muy rigurosos. Tras su publicación, el mensaje principal rápidamente divulgado por la prensa popular fue el veredicto de que "Nada puede prevenir la enfermedad de Alzheimer".

Pero el análisis detallado demostraba realmente mucho más que eso. Mirando cuidadosamente los resultados podemos ver que varios hábitos de vida aumentan o disminuyen el riesgo de deterioro cognitivo y AD. De manera sorprendente, el entrenamiento cognitivo es uno de los factores que protegen de un modo más evidente, lo cual contradice los hallazgos del estudio de la BBC, y nos presenta una oportunidad que no hubiéramos podido deducir leyendo sólo los titulares de los diarios. Dado que por lo general, los medios de comunicación y muchos expertos pasaron por alto el análisis detallado de este meta-análisis, a día de hoy muchas personas ni conocen estos resultados ni se benefician activamente de ellos. Esto nos muestra la necesidad de educarnos a nosotros mismos en la toma de decisiones sobre algo tan importante como la salud y el rendimiento de nuestro propio cerebro.

Prevenir enfermedades, mejorar el rendimiento, ¿o ambos?

Comencemos por explorar lo que realmente significa "salud cerebral": ¿Qué es la salud cerebral? Estar en buena forma física se refiere a un estado de bienestar físico en nuestro entorno, y a una funcionalidad que nos permite llevar a cabo actividades diarias sin demasiada dificultad física. De la misma manera, la salud cerebral se refiere a tener un buen funcionamiento del cerebro–cognitivo, emocional y ejecutivo–necesario para prosperar en el entorno al que nos enfrentamos cada día – y aquél al que nos enfrentaremos en los años (y décadas) venideros.

Es obvio que ignorar la salud de nuestros cuerpos sería algo imprudente, y lo mismo es válido para nuestros cerebros. El funcionamiento del cerebro no es algo en lo que empezar a preocuparse a los 60 ó 70 anos, por dos razones:

En primer lugar, mejorar la función cerebral incide en nuestra capacidad para prosperar y tener éxito en cada etapa de nuestra vida, ya sea la infancia, la adolescencia y la edad adulta. Por ejemplo, en una encuesta realizada por SharpBrains en el 2010, identificamos la capacidad para manejar situaciones estresantes, el poder de concentración para evitar distracciones, y la habilidad de reconocer y manejar las emociones de uno mismo, como las funciones del cerebro prioritarias para prosperar personal y profesionalmente en el siglo XXI.

En segundo lugar, una creciente acumulación científica sugiere, más allá de una duda razonable, que lo que hacemos en cada etapa de nuestra vida tiene un impacto sobre la salud cerebral a edades más avanzadas. La manera en que usted trata su cerebro hoy puede afectar a su salud y capacidad durante años. Ahora bien, es cierto que nuestras prioridades tienden a cambiar con la edad. Muchos niños tienen necesidades especiales de aprendizaje, tales como déficit de atención o problemas en el manejo de la ansiedad. Un mejor manejo del estrés y regular las emociones pueden ser las prioridades de los adultos más jóvenes. Mejorar la memoria puede ser una prioridad más adelante.

Por lo tanto, tenemos que invertir de una manera más completa en nuestros cerebros y nuestras mentes, de un modo no limitado a la prevención del Alzheimer, sino que abarque también la trayectoria vital del desarrollo y el rendimiento cerebral. Nuestra comprensión del cerebro está creciendo a un ritmo acelerado. A principios del 2013, el Presidente Obama anunció planes para una década de esfuerzos para investigar el funcionamiento y la conectividad del cerebro humano, que probablemente dará lugar a avances significativos en el cuidado del cerebro. Sin embargo, esto no quiere decir que usted deba esperar otros diez años para ser proactivo y comenzar a cuidar su cerebro, al igual que no tiene mucho sentido esperar una década para comprar un coche de última generación si usted necesita un coche hoy.

El objetivo de esta guía

Cuando se trata de hábitos y conductas que contribuyen a tener una buena salud cerebral, a menudo la gente menciona cosas básicas como el ejercicio físico y una buena dieta, o frases pegadizas como "úselo o piérdalo". Esto sólo araña la superficie. Las profundas implicaciones de la neurogénesis (creación de nuevas neuronas), la neuroplasticidad (crear conexiones cerebrales a través de la experiencia) a lo largo de la vida, y la reserva cognitiva (retrasar el inicio de los síntomas de la enfermedad de Alzheimer mediante la estimulación mental), son muy a menudo ignoradas por un tratamiento muy superficial. No sólo se trata de hacer unos cuantos crucigramas más, de comer una docena de arándanos con sus cereales en el desayuno o caminar un poco más. Una consecuencia de la plasticidad del cerebro es que cada experiencia, pensamiento y emoción cambia físicamente su cerebro, de lo que se desprende que usted, querido lector, tiene la capacidad, y la responsabilidad, de cuidar y mejorar su cerebro. La oportunidad consiste en cultivar una nueva mentalidad y dominar un nuevo juego de herramientas que nos permita apreciar y aprovechar al máximo las increíbles propiedades de nuestros cerebros humanos.

Deberíamos ver nuestro cerebro como nuestro bien más preciado, y en consecuencia invertir en él de un modo continuado. Muy a menudo dedicamos tiempo, energía y atención a nuestros cuerpos y a nuestras carteras financieras, sin pensar demasiado en el activo que nos permitirá (o no) disfrutar de los frutos de nuestro esfuerzo. No tiene mucho sentido pasar décadas ahorrando para garantizar nuestra seguridad financiera en el futuro, sin invertir en la salud y el rendimiento de nuestros cerebros.

Comprometerse a trabajar en el cuidado y la mejora de su cerebro es un buen primer paso, pero estar al día de los últimos avances de la ciencia, la tecnología y el mercado de la salud cerebral puede ser bastante complicado. Afortunadamente, hemos hecho parte del trabajo por usted. Este libro es el resultado de siete años de extensa investigación, incluyendo entrevistas con más de un centenar de científicos y profesionales, encuestas con miles de consumidores, análisis de cientos de publicaciones científicas y tres conferencias mundiales sobre el tema.

Con esta edición revisada y actualizada de "Cómo invertir en su cerebro: una guía SHARPBRAINS para mejorar su mente y su vida" aspiramos a brindarle la información y comprensión necesaria para poder tomar decisiones acerca de cómo mejorar su rendimiento y salud cerebral. Específicamente, exploraremos el funcionamiento básico del cerebro y la mente, romperemos muchos mitos, discutiremos los hábitos de vida más importantes, y revisaremos los pros y los contras de una variedad de metodologías de optimización cerebral, desde la meditación hasta el entrenamiento cognitivo computarizado.

Nos gustaría hacer hincapié en que esta guía está destinada a todo el que quiera aprender a mantener la salud de su cerebro y fortalecer su funcionamiento. Nuestro objetivo no es proporcionar una "receta", sino el de mejorar su capacidad para tomar control de su propia salud cerebral. En otras palabras, queremos ayudarle a crear y mejorar su propio camino.

"Cómo invertir en su cerebro: una guía SHARPBRAINS para mejorar su mente y su vida" consta de 9 capítulos. El Capítulo 1, le lleva al interior del cerebro humano y le muestra lo que es la neuroplasticidad y porque es el epicentro de la salud cerebral, y la salud en general. El Capítulo 2, le da las herramientas que necesita para entender mejor y aplicar los últimos descubrimientos científicos. Los siguientes capítulos describen los pilares de la salud cerebral. Cada pilar deber ser considerado como una pieza del rompecabezas de la salud cerebral: son complementarios, y de acuerdo con las últimas investigaciones, sus beneficios se suman, no se sustituyen unos por otros. El Capítulo 3, proporciona la evidencia y las pautas en relación al ejercicio físico y su impacto en la plasticidad cerebral. El Capítulo 4, muestra el papel que juega una nutrición equilibrada y explora los efectos de factores relacionados con la salud física (tales como la diabetes, el fumar y la obesidad) en la cognición. El Capítulo 5, se centra en la estimulación cognitiva a través de la educación, ocupación y actividades diarias como una forma de aumentar nuestra reserva cognitiva. El Capítulo 6, explora el impacto de la actividad social en el funcionamiento del cerebro. El Capítulo 7, se concentra en el manejo del estrés y en cómo construir una resistencia emocional, un factor que se descuida con frecuencia. En el Capítulo 8, vamos más allá de los elementos básicos, explorando cómo desarrollar y entrenar capacidades mentales clave. Finalmente, el Capítulo 9, culmina la guía con un compendio de lo que un persona razonable puede hacer para integrar todo este conocimiento en su propia vida.

Cada capítulo incluye también entrevistas con destacados científicos. En ellas, el lector interesado encontrará profundas perspectivas sobre los temas científicos en cuestión, así como respuestas directas a múltiples dudas y preguntas. Estas entrevistas complementan, clarifican, amplían, e incluso a veces contradicen, el texto principal del libro. Puede escoger entre leerlas como parte de cada capítulo o hacerlo más adelante, ya que sus puntos de vista más importantes han sido reflejados en otros lugares del libro.

Por último, tenga en cuenta que no prescribimos ni promocionamos ninguna de las intervenciones mencionadas en esta guía, la cual aspira ofrecer información y análisis actualizados y de calidad, animándole a cuidar y mejorar la salud y el rendimiento de su cerebro ahora y en el futuro.

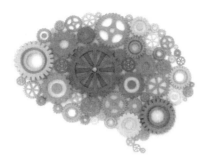

CAPÍTULO 1

COMENCEMOS CON EL CEREBRO EN MENTE

Un estudiante de clarinete siempre comienza familiarizándose con la forma en que se producen los sonidos mediante el aire, al pasar a través del instrumento. Todo conductor de coche tiene que aprender el manejo de las partes fundamentales de su vehículo, tales como acelerar, frenar, leer el velocímetro, echar gasolina, etc. Lo mismo ocurre con el cerebro. Mejorar la salud y el rendimiento de nuestro cerebro comienza con una comprensión básica de cómo funciona y cómo evoluciona a lo largo de la vida.

¿QUÉ HACE EL CEREBRO?

Estamos tan acostumbrados al funcionamiento de nuestro cerebro, que no nos paramos a analizarlo más detenidamente. Porque la mayor parte de lo que ocurre en nuestro cerebro se produce de un modo subconsciente, la mayoría de nuestras actividades diarias (caminar, masticar, discutir sobre un libro) parecen ser naturales y simples. Es muy fácil olvidar que nuestra conducta es el producto de un complejo y sofisticado órgano: el cerebro.

Para tener una mejor idea de cómo las capacidades del cerebro – y sus limitaciones – afectan a nuestra vida diaria, observemos algunas situaciones comunes y veamos qué funciones cerebrales están en juego:

Atención concentrada: Siempre está muy ocupado en el trabajo. Nunca tiene tiempo suficiente para terminar todo lo que tiene que hacer y siempre se encuentra realizando tres cosas a la vez. A veces se equivoca y tiene que rehacer buena parte de su trabajo. ¿Qué está sucediendo? Podemos concentrar nuestra atención exclusivamente en una tarea o dividirla entre múltiples tareas. Puesto que la atención humana es limitada, tratar de dividirla en muchas tareas, conduce inevitablemente a cometer errores.

Auto-regulación emocional: Está discutiendo un proyecto con su nuevo jefe. La situación es difícil por dos razones. Primero, es un proyecto muy importante para su carrera y está ansioso por cerrar un acuerdo con éxito. Segundo, su jefe es un tanto condescendiente. La presión por obtener un buen resultado, combinada con la necesidad de contenerse y no enfadarse, le hace muy difícil el pensar y argumentar objetivamente. Esto se debe a que las emociones y la cognición están íntimamente conectadas. El control y el manejo de las emociones (incluyendo el estrés y el enfado) son vitales para el desempeño exitoso de cualquier tarea.

Memoria de trabajo: Usted entra en la cuarta entrevista de trabajo en esta empresa, la decisiva. Déjenos tutearle un momento, dado que se trata de una empresa española. Llevas seis meses sin trabajar. Comienza la entrevista, el jefe de personal te pregunta; ¿Qué sabes de la cultura en nuestra empresa? El gerente del departamento te dice; ¿Qué has aprendido durante las tres primeras entrevistas sobre los desafíos en nuestro sector? La que sería tu supervisora directa te consulta; ¿Cómo me ayudarías a resolver esta situación específica? Te esfuerzas por un tiempo para mantener el hilo mental y compaginar todas las respuestas; entonces te quedas en blanco y te sientes completamente confundida. Este es un ejemplo de sobrecarga de la "memoria de trabajo." La memoria de trabajo es el tipo de memoria que permite sostener información en la mente y trabajar con ella al mismo tiempo. Es como si fuera un espacio de trabajo temporal. Sin embargo, la memoria de trabajo tiene una capacidad y un espacio limitado y es muy propensa a la sobrecarga, sobre todo en situaciones estresantes.

Estos ejemplos demuestran un punto en común. Un cerebro saludable con capacidades bien desarrolladas es importante en todos los aspectos de la vida.

La cognición tiene que ver con cómo la persona entiende y actúa en el mundo, y las capacidades cognitivas son aquellos procesos basados en el cerebro que necesitamos para llevar a cabo cualquier tarea, desde la más simple a la más compleja. Cómo aprendemos, recordamos, resolvemos problemas y prestamos atención. Cualquier tarea puede descomponerse en un grupo de diferentes habilidades cognitivas o funciones necesarias para completar con éxito una tarea.

Las emociones son estados que implican tanto una experiencia fisiológica o corporal como su correspondiente experiencia psicológica o mental. Están íntimamente relacionadas con la motivación, y muy a menudo preceden nuestras acciones (p.ej., si está enfadado, es más posible que empiece a discutir algo que a analizarlo objetivamente). Los sentimientos son parte de la experiencia emocional: son la manera en que describimos y percibimos conscientemente las emociones.

La cognición y la emoción son partes esenciales del funcionamiento del cerebro. Como lo resume el Dr. Robert Sylwester (véase la entrevista al final de este capítulo): "La emoción es el sistema que nos dice cuán importante es algo. La atención hace que nos centremos en las cosas importantes y apartemos las que no lo son. La cognición nos dice lo que hacer. Las habilidades cognitivas son aquellas que nos permiten llevar a cabo lo que tenemos que hacer". En la Tabla 1, puede echar un vistazo a los ejemplos de diferentes experiencias diarias y a las capacidades y funciones cerebrales que éstas implican. Para más información sobre una determinada capacidad cerebral, la atención, y cómo mejorarla, puede leer la entrevista al final de este capítulo con el Dr. Michael Posner, pionero en este campo.

Experiencia diaria	Función cerebral	Capacidades implicadas
Cuando siente el frío de una bebida helada, huele chocolate, acaricia un perro, o prueba un nuevo plato.	Percepción	Reconocimiento e interpretación de la información sensorial
Cuando bloquea las distracciones y se sumerge en un buen libro Cuando responde al teléfono mientras ve un programa de televisión.	Atención	Capacidad de mantener la concentración en un objeto particular, acción o pensamiento. Capacidad de manejar las diferentes demandas de nuestro entorno.
Cuando recuerda un número telefónico que acaba de oír. Cuando recuerda lo que hizo aquel verano de hace cuatro años.	Memoria	Memoria a corto plazo (almacenamiento limitado) Memoria a largo plazo (almacenamiento prácticamente ilimitado)
Cuando mueve cualquier parte de su cuerpo automáticamente (cuando camina) o voluntariamente (cuando escribe).	Motora	Capacidad para mover nuestros músculos y nuestro cuerpo. Capacidad para manipular objetos.
Cuando se las arregla para mantener una conversación en medio de una fiesta con música a todo volumen, escribe un párrafo para un informe o aprende un nuevo idioma.	Procesamiento del lenguaje y la audición	Habilidades que nos permiten diferenciar y comprender sonidos y generar una respuesta verbal.
Cuando recuerda la cara de un ser amado o reconoce el logo de su tienda favorita. Cuando conduce su vehículo, controlando tanto su ubicación como la de los que están a su alrededor.	Procesamiento visual y espacial	Capacidad para procesar la información visual del exterior y visualizar imágenes y situaciones. Capacidad de procesar las relaciones espaciales entre los objetos.
Cuando se da cuenta que el método que ha estado usando para convencer a su hijo no es el mejor y decide probar otra técnica en su lugar. Cuando puede sentir la alegría e imaginar los sentimientos de su compañero que acaba de ser ascendido. Cuando considera todos los gastos posibles que conlleva un viaje, al tiempo que decide dónde ir en sus próximas vacaciones.	Funciones ejecutivas	Facultades que nos permiten tomar decisiones acorde a nuestros objetivos últimos y llevar estas decisiones a cabo: • Flexibilidad: la capacidad de cambiar rápidamente al modo mental más apropiado, revisando planes, demostrando adaptación. • Empatía: percepción del mundo interno de otra persona, tales como sus planes y sus gustos o aversiones. • Anticipación: predicción basada en reconocimiento de patrones anteriores.

Experiencia diaria	Función cerebral	Capacidades implicadas
Cuando se da cuenta de que está muy enfadado y ve que eso no va ayudarle en la próxima conversación con su compañero de trabajo, y decide respirar hondo y contar hasta diez antes de entrar en la sala de reuniones. Cuando pondera los pros y los contras de permanecer en su actual trabajo, en vez solicitar un nuevo puesto en otra ciudad. Cuando decide evitar comer una barrita de chocolate porque esto sería romper su dieta.	Funciones ejecutivas	• Resolución de problemas: definir el problema del modo correcto, para así generar soluciones y escoger la correcta. • Memoria de trabajo: la capacidad de tener en cuenta y manipular la información en tiempo real • Autocontrol emocional: la capacidad de identificar y manejar nuestras propias emociones. • Establecer prioridades: descomponer acciones complejas en unidades manejables y priorizarlas en el orden adecuado. • Inhibición: la habilidad de resistir distracciones e impulsos internos.

TABLA 1. Principales funciones del cerebro.

¿QUÉ HACEN LAS NEURONAS?

Esencialmente todas estas funciones dependen de la interacción de las células en su cerebro. Un cerebro medio contiene un asombroso número de células cerebrales (conocidas como "neuronas", véase la Imagen 1) – aproximadamente 100.000 millones de ellas. Otras células, las llamadas células gliales, son todavía más numerosas y ayudan a que las neuronas funcionen normalmente. Las neuronas tienen la especial capacidad de manejar información bioeléctrica, y comunicarse unas con otras, intercambiando información química en forma de neurotransmisores (p. ej., dopamina) a través de conexiones con otras neuronas, denominadas sinapsis. Cada neurona puede tener hasta 10.000 sinapsis con otras neuronas, con un total de muchos cientos de billones de conexiones neuronales por todo el cerebro.

El funcionamiento cerebral (lo que percibimos como nuestra "mente") es el resultado del intercambio de información entre esas neuronas, las cuales trabajan juntas en forma de red o circuito. Por ejemplo, cuando usted mueve su mano para pasar una página, esto es posible porque una red de neuronas da esta orden, y otra la lleva a cabo. Del mismo modo, cuando intenta recordar lo que hizo el pasado lunes por la mañana, los circuitos de neuronas relevantes se ponen en marcha e intercambian información.

Dichas redes neuronales se desarrollan dinámicamente conforme al principio de "células que se activan juntas, se fortalecen juntas" (Regla de Hebb). Las neuronas que a menudo se activan al mismo tiempo tienden a asociarse, y terminan conectándose unas con otras con más fuerza. Este principio tiene grandes implicaciones para la salud cerebral. Cuantas más veces se active una red neuronal, más fuertes serán las conexiones. Si la red que facilita una función cerebral específica como la atención o la memoria de trabajo, se activa repetidamente, mediante el entrenamiento y la práctica, dicha red se hará más sólida, contribuyendo a la mejora y a la sostenibilidad de dicha red neuronal, y por tanto de dicha función cerebral. Por el contrario, cuanto menos se active determinada red neuronal, más débiles serán sus conexiones, y las conexiones débiles terminan desapareciendo para no seguir consumiendo energía sin necesidad. Esto explica la idea popular de "úselo o piérdalo" – las funciones del cerebro que no son estimuladas de un modo continuado acaban por reducir su capacidad, dado que las redes neuronales que las apoyan están debilitadas o han desaparecido.

Estos mecanismos explican por qué nuestra herencia genética, aunque influye en cómo crece y se desarrolla nuestro cerebro y mente a lo largo de nuestras vidas, es menos determinante de lo que a menudo asumimos. Por tanto, en cuanto a la estructura y al funcionamiento del cerebro, los genes están lejos de tener la última palabra (más información sobre este tema en breve).

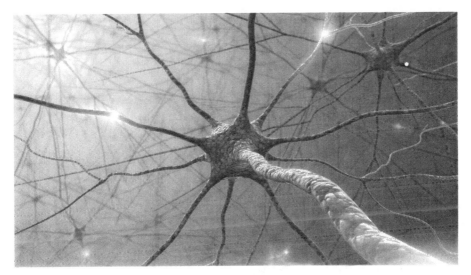

IMAGEN 1. Ésta es una ilustración de una neurona. Su cerebro está compuesto por aproximadamente 100.000 millones de ellas. Las neuronas se comunican unas con otras por medio de las sinapsis.

¿CÓMO SE ESTRUCTURA EL CEREBRO?

Resumiendo: nuestros pensamientos, sentimientos y acciones dependen de un conjunto variado de funciones cognitivas, emocionales y ejecutivas, tales como la atención y la memoria de trabajo. Estas funciones cerebrales dependen de redes de neuronas interconectadas, que están "cableadas" unas con otras dependiendo de la frecuencia con que dichas neuronas se activan al unísono.

Ahora ya estamos listos para echar un vistazo panorámico al cerebro (a un nivel simplificado) y ver qué redes y regiones soportan dichas funciones. El cerebro humano consta de varias partes principales, incluyendo el tronco del encéfalo, el cerebelo, el sistema límbico y el neo-córtex. Estructuralmente, el tronco del encéfalo está localizado en la parte inferior del cerebro (en blanco en la Imagen 2, casi oculto) y el cerebelo descansa un poco por detrás de él (el óvalo rayado en la Imagen 2). Si seguimos hacia arriba nos encontramos con el sistema límbico en el interior y la corteza rugosa y gris, en el exterior (la masa grande, arrugada y gris en la Imagen 2). Casi todas las estructuras cerebrales se presentan en pares, con una en el hemisferio izquierdo y otra en el derecho. Ambos hemisferios trabajan juntos constantemente, para controlar todas nuestras funciones mentales.

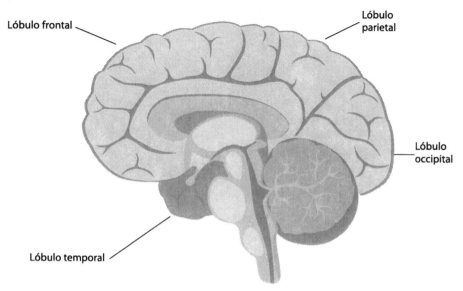

Lóbulo frontal

Lóbulo parietal

Lóbulo occipital

Lóbulo temporal

IMAGEN 2. El córtex está compuesto por dos hemisferios, cada uno dividido en cuatro lóbulos: frontal, parietal, occipital y temporal.

El tronco del encéfalo transmite información del cuerpo al resto del cerebro y participa en el control de muchas funciones vitales básicas tales como la función cardiovascular, respiratoria y del dolor. El cerebelo desempeña un papel importante en el control motor. El sistema límbico está compuesto por varias estructuras (como la amígdala, el hipocampo y el hipotálamo) que colaboran para procesar las emociones, regulan los recuerdos, producen hormonas y controlan la excitación sexual y los ritmos circadianos. Específicamente, el hipocampo desempeña un papel importante en el aprendizaje y la memoria, mientras que la amígdala lo desempeña con las emociones. El neo-córtex "(corteza nueva") es la capa externa de cada hemisferio y controla una variedad de funciones mentales superiores, tales como el procesamiento perceptivo, la atención y la toma de decisiones. En cada hemisferio, el neo- córtex y la mayor parte del sistema límbico pueden dividirse en cuatro áreas o lóbulos: el occipital, temporal, parietal y frontal.

Función Cerebral	Estructuras cerebrales principalmente involucradas
Percepción	Visión: Lóbulos occipitales y lóbulos temporales Oído, olfato, gusto: Lóbulos temporales Tacto: Lóbulos parietales
Atención	Lóbulos frontales y parietales
Memoria	Todo el neo-córtex y el hipocampo
Motora	Lóbulos frontales
Procesamiento del lenguaje y la audición	Lóbulos frontales, temporales y parietales
Procesamiento visual y espacial de orden superior	Procesamiento visual: sobre todo los lóbulos occipitales (con la ayuda de los lóbulos temporales y parietales) Procesamiento espacial: los lóbulos parietales
Funciones ejecutivas	Lóbulos frontales

TABLA 2. Las principales funciones corticales y sus estructuras de soporte

EL CEREBRO A LO LARGO DE LA VIDA

Nuestros cerebros cambian constantemente durante la vida, al tiempo que crecemos, nos desarrollamos y envejecemos. Como consecuencia, también se modifican algunas funciones cerebrales, unas veces para bien y otras para mal.

El cerebro de un recién nacido no está desarrollado; necesita décadas para desarrollarse completamente y establecer conexiones a pequeña y gran escala. Las funciones de nuestro cerebro mejoran drásticamente a lo largo de la infancia y la adolescencia, siguiendo una progresión generalmente predecible. Tan sólo a principios de la veintena, o incluso más tarde, es cuando por fin poseemos un cerebro totalmente "equipado", y completo con una corteza prefrontal bien desarrollada para ayudarnos a llevar una vida independiente como adultos.

Y el proceso no termina ahí. Numerosos investigadores están encontrando funciones que tienden a mejorar década tras década, tales como las habilidades lingüísticas relacionadas con el vocabulario, el reconocimiento de patrones y el autocontrol emocional. Por ejemplo, Igor Grossmann y sus colegas pidieron a tres grupos de individuos con edades entre (25-40, 41-59 y +60), que leyeran historias sobre conflictos entre personas y entre grupos, y que predijeran cómo se desarrollarían dichos conflictos. En comparación con los jóvenes y las personas de mediana edad, las personas mayores emplearon sistemas de razonamiento y predicción superior.

En contraste, estudios recientes demuestran que la velocidad de procesamiento, la memoria de trabajo y otras capacidades ejecutivas tienden (en promedio) a disminuir a partir de los treinta años de edad, reduciendo nuestra capacidad de procesar y manejar la información nueva y compleja. Se trata de un proceso gradual que, con frecuencia, comienza a ser perceptible a partir de los cuarenta años de edad. Por ejemplo, en un estudio publicado en el 2012, Archana Singh-Manoux y sus colegas evaluaron la memoria, comprensión y habilidades de vocabulario de 7.000 hombres y mujeres de entre 45 y 70 años, durante un período de 10 años, y hallaron que la memoria y la capacidad de comprensión disminuían en todas esas edades durante la década analizada.

Esta disminución dificulta nuestra capacidad de aprender rápidamente y adaptarnos a entornos diferentes de los que estamos acostumbrados. Por supuesto, que esto no quiere decir que ya no sea posible aprender más, y la adaptación sea imposible, simplemente que conlleva más tiempo y esfuerzo. Por otra parte, las personas varían significativamente en cómo y cuándo experimentan estas disminuciones: algunas personas experimentan un descenso significativo, mientras que otras no.

En resumen, una persona de digamos 50 años sin duda puede seguir aprendiendo posiblemente más rápido que personas más jóvenes en aquellas áreas que se benefician de la experiencia acumulada, y de forma más lenta en aquéllas que cambian demasiado rápido.

LA NEUROPLASTICIDAD A LO LARGO DE LA VIDA

Mucho de lo que hemos comentado en este capítulo ya lo sabíamos desde hace décadas. Lo que es nuevo, y constituye un cambio tan profundo en nuestra comprensión del cerebro humano, es evidencia científica nueva, desarrollada en las últimas dos décadas, que arroja optimismo y luz sobre el potencial de mejora del cerebro a lo largo de la vida.

El cerebro puede cambiar a cualquier edad, para bien o para mal

Tradicionalmente se veía al cerebro humano como un sistema esencialmente limitado y fijo, que sólo se degrada con la edad. En la actualidad, por el contrario, hemos comenzado a apreciar que el cerebro humano es realmente un sistema altamente dinámico y en constante reorganización, capaz de ser moldeado y reformado a lo largo de toda la vida. Cada experiencia altera la organización del cerebro en algún nivel. El concepto central de este nuevo enfoque es la neuroplasticidad, es decir, la capacidad del cerebro de cambiar y regenerarse a sí mismo durante la vida, precisamente a través de la vida, en respuesta a la estimulación de la experiencia y el aprendizaje. Esto abarca tanto la capacidad de crear nuevas neuronas a lo largo de la vida – neuro génesis – y la capacidad de crear nuevas conexiones entre las mismas – sinaptogénesis.

En un cerebro joven, la neuroplasticidad permite un aprendizaje rápido, así como una reparación potencialmente más rápida. A medida que envejecemos, la tasa de neuroplasticidad disminuye, pero no se detiene. El Dr. James Zull lo dice muy claro: "Ahora sabemos que todo cerebro puede cambiar a cualquier edad. Realmente no hay límite para aprender, puesto que las neuronas parecen tener la capacidad de generar nuevas conexiones, siempre y cuando se activen repetidamente". (Encontrará la entrevista del Dr. Zull al final del capítulo).

La neuroplasticidad tiene consecuencias importantes para la salud cerebral y la vida. Significa que nuestras acciones y estilo de vida juegan un papel significativo en cómo nuestro cerebro cambia físicamente durante toda la vida y por correspondencia, cómo evolucionan nuestras capacidades mentales. De forma más específica, la neuroplasticidad nos proporciona el potencial de poder resistir los efectos del deterioro y de las enfermedades, protegiendo nuestra capacidad para acumular conocimientos y experiencias, es decir, de aprender.

La neuroplasticidad no sólo permite prevenir un futuro deterioro cognitivo, sino que también proporciona la base para solucionar problemas existentes, tales como dificultades de aprendizaje, de estrés, y de recuperación después de una lesión cerebral traumática o accidente cerebrovascular. Al practicar cualquier capacidad, uno puede estimular de forma repetida las mismas redes del cerebro, lo que fortalece las conexiones neuronales existentes y crea otras nuevas. Con el tiempo, el cerebro llega a tener más capacidad y ser más eficiente- requiere menos esfuerzo para hacer el mismo trabajo-, de modo paralelo a lo que sucede cuando entrenamos nuestros cuerpos.

Ejemplos de neuroplasticidad

Un factor clave para nuestro creciente conocimiento de la neuroplasticidad ha sido el desarrollo de las tecnologías de neuroimágenes. Éstas permiten a los científicos producir imágenes del cerebro vivo que muestran su estructura y funcionamiento en tiempo real. Estos métodos de neuroimágenes han revolucionado la neurociencia de la misma manera que el telescopio revolucionó la astronomía.

La evidencia de neuroplasticidad ha procedido en su mayoría del cerebro de personas expertas en una habilidad particular. ¿Por qué? Porque como ya lo habrán adivinado, los cambios se producen de un modo más fácilmente observable cuando nos hacemos expertos en un campo o función específica.

Por ejemplo, un fascinante estudio del 2006 demostró que los taxistas de Londres poseen un hipocampo más grande que los conductores de autobús londinenses. Esto se explica por el hecho de que el hipocampo es importante para la formación y el acceso de memoria complejas, incluyendo la memoria espacial necesaria para una navegación eficiente. Los taxistas ejercitan su hipocampo múltiples veces cada día, mientras que los conductores de autobús se limitan a seguir su ruta marcada.

La plasticidad también se puede observar en los cerebros de las personas bilingües. Aprender un segundo idioma está relacionado con cambios estructurales en el cerebro: una región, llamada corteza parietal inferior izquierda, es mayor en el cerebro de bilingües que en el cerebro de monolingües. También se han encontrado cambios plásticos que se producen en el cerebro de los músicos en comparación, con las personas que no se dedican a la música, mostrando un aumento de volumen en todas las áreas involucradas en la reproducción de música (regiones motoras, áreas parietales superiores anteriores y las áreas temporales inferiores).

Estos cambios no requieren de toda una vida para que ocurran; unos pocos años pueden ser suficientes. En un estudio de seguimiento de los taxistas publicado en 2011, los mismos investigadores estudiaron un grupo de adultos en formación para obtener la licencia de taxista en Londres. Las estructuras cerebrales y el rendimiento de la memoria de los participantes se compararon con un grupo de control de conductores no taxistas. El estudio duró 4 años, el tiempo que les lleva a los aspirantes a taxista aprender alrededor de 25.000 calles y su trazado, así como 20.000 puntos de referencia. Al final del proceso de aprendizaje todos los alumnos realizaron una serie de exámenes que sólo superaron aproximadamente la mitad. Al comenzar el estudio no había diferencias en la estructura cerebral, ni en la memoria, de los taxistas en formación y los conductores no taxistas. Tres o cuatro años más tarde, el tamaño del hipocampo posterior había aumentado en los cerebros de los alumnos que superaron los exámenes. Estos cambios no se observaron en los alumnos que no consiguieron obtener su licencia, o en el grupo de control de conductores no-taxistas.

Otros estudios muestran que se pueden observar cambios significativos incluso después de unos pocos meses. Por ejemplo, en el 2006, un estudio tomó imágenes del cerebro de estudiantes alemanes de medicina tres meses antes de su examen final e inmediatamente después del mismo. Posteriormente, compararon los cerebros de estos estudiantes con los cerebros de estudiantes que no estudiaban para el examen en ese momento. Resultado: los cerebros de los estudiantes de medicina que estudiaron para el examen mostraron cambios en zonas de la corteza parietal, así como en el hipocampo posterior. Como puede adivinar, dichas zonas están implicadas en la memoria y el aprendizaje.

No cuente con milagros

Los cambios significativos observados en estos estudios fueron el resultado de importantes esfuerzos, ya sea para aprenderse las calles de Londres o estudiar para un examen de medicina. Por supuesto, sería maravilloso que pudiéramos tomarnos una pastilla que, rápidamente y sin efectos secundarios, incrementara nuestra salud cerebral para de repente ser más atentos, no olvidar nunca un nombre y realizar todos los cálculos mentales que deseemos. Sin embargo, a pesar de grandes inversiones, la evidencia de que las "pastillas inteligentes" funcionen es muy escasa. El amplio meta-análisis del NIH mencionado en la Introducción no encontró pruebas de que alguno de los medicamentos analizados (como por ejemplo, las estatinas, medicamentos antihipertensivos, inhibidores de la colinesterasa o estrógenos) tuvieran éxito en mejorar o mantener el funcionamiento cognitivo con el tiempo. Algunos fármacos producen efectos positivos en personas con trastornos neurológicos, como la enfermedad de Alzheimer, Parkinson o Trastorno de Déficit de Atención. Sin embargo, hasta ahora no existe evidencia científica sólida de que dichas drogas sean ni seguras ni beneficiosas para personas con un funcionamiento normal. Incluso en el supuesto de que se descubra algún día una pastilla que pueda "doblar la capacidad intelectual" sin efectos secundarios perjudiciales, sería equivocado creer que el fármaco sería suficiente en sí mismo. Si las cosas fueran así, ¿por qué los atletas que toman esteroides aún tienen que prestar atención a sus regímenes de ejercicio físico?

Lo que sí está apoyado por numerosas investigaciones es la capacidad del cerebro de ser flexible y de moldearse a través de la experiencia. Entonces, la pregunta es: "¿Qué actividades o conductas pueden proporcionarme la experiencia adecuada para ayudar a mejorar la salud y el funcionamiento de mi cerebro?" El objetivo de los próximos capítulos es precisamente ayudarle a encontrar la respuesta a dicha pregunta.

PUNTOS DESTACADOS DEL CAPÍTULO

⊙ Tenemos que ampliar nuestro vocabulario: ni el "CI" (cociente de inteligencia) ni la "memoria" abarcan la totalidad de las funciones cerebrales. El cerebro se compone de redes neuronales que sirven distintas funciones, incluyendo varios tipos de memoria, pero también el lenguaje, la regulación emocional, la atención, y muchas otras. Esto es importante porque nuestra vida y salud dependen de todas estas funciones cerebrales, y no sólo de una.

⊙ La plasticidad del cerebro humano se refiere a su capacidad permanente para cambiar y reorganizarse en respuesta a la estimulación del aprendizaje y la experiencia. La educación, el estilo de vida y las decisiones bajo nuestro control, contribuyen tanto o más que nuestra herencia genética en la evolución específica de nuestros cerebros y mentes a lo largo del tiempo.

ENTREVISTAS

⊙ Dr. R. Sylwester –Cognición y desarrollo del cerebro

⊙ Dr. J. Zull–¿Qué es el aprendizaje?

⊙ Dr. M. Posner–¿Qué es la atención y cómo entrenarla?

Entrevista con el Dr. Robert Sylwester– Cognición y desarrollo del cerebro.

PRESENTACIÓN:

El Dr. Robert Sylwester es un educador de educadores. Es autor de varios libros y un sinfín de artículos, también es miembro del Consejo de Asesoramiento Científico de SharpBrains. Sus libros más recientes son *The Adolescent Brain: Reaching for Autonomy (2007)* y *A Child's Brain: The Need For Nuture (2010)*. Es Profesor Emérito de Educación en la Universidad de Oregón.

PUNTOS DESTACADOS

- Los seres humanos nacemos con un cerebro inmaduro, el cual desarrolla su estructura y capacidades durante los primeros 20 años de vida.

- Nuestro cerebro es maleable: Cada una de nuestras experiencias altera la organización de nuestro cerebro en algún nivel.

APREDIZAJE Y COGNICIÓN

Empecemos por definir algunas palabras como aprendizaje, educación, desarrollo cerebral y cognición.

La mayor parte de los organismos comienzan sus vidas con todos los sistemas de procesamiento e información que necesitan para sobrevivir. Los seres humanos somos una notable excepción, como el hecho de que un cerebro adulto es significativamente más grande que el canal del parto de la madre. Por tanto, nacemos con un cerebro inmaduro de 453.6 g que desarrolla su masa y capacidades durante su trayectoria de evolución en los primeros veinte años. La crianza de los hijos, la enseñanza y los medios de difusión masivos son ejemplos de los sistemas culturales que como seres humanos hemos diseñado para ayudar a la juventud a dominar las habilidades y el conocimiento que necesitan para sobrevivir y prosperar en un entorno cada vez más complejo. Aprender, es una de las principales actividades que realizamos, aunque muchas veces no seamos conscientes de ello.

La ciencia y la tecnología se mueven muy rápido; la educación no. De forma que si las escuelas a menudo se parecen a las de hace cincuenta años, ésto no debe sorprendernos. Los padres recuerdan muy bien sus experiencias escolares y puesto que las sobrevivieron, se muestran desconfiados con los educadores que tratan de "experimentar" con sus hijos. Lo cual explica porque la mayor parte de las escuelas no han incorporado muchas lecciones procedentes de la neurociencia y la psicología cognitiva.

El desarrollo cerebral en la infancia se centra en los sistemas que permiten a los niños reconocer y recordar los retos que presenta el entorno. El desarrollo cerebral de un adolecente se concentra principalmente en el desarrollo del lóbulo frontal y en los sistemas que nos permiten responder de forma autónoma y apropiada a los cambios que afrontamos.

Cada experiencia recordada altera nuestro cerebro en un determinado nivel. Las redes de procesamiento de nuestro cerebro cambian continuamente a lo largo de nuestra vida, este proceso se denomina plasticidad cerebral. Por ejemplo, mi cerebro se ha adaptado al cambio de utilizar un ordenador en vez de escribir a máquina.

La emoción es el sistema que nos dice cuán importante es algo. La atención nos centra en lo importante y nos aparta de las cosas que no lo son. La cognición nos dice lo que hacer. Las habilidades cognitivas son aquellas que nos permiten llevar a cabo lo que tenemos que hacer.

EL PAPEL DE LOS GENES FRENTE A LA EXPERIENCIA

¿Cuáles son los respectivos papeles de los genes y nuestra experiencia vital en el desarrollo del cerebro?

Tanto la genética como los factores ambientales contribuyen a la maduración cerebral. Probablemente, la genética juega un papel más importante en los primeros años; y la experiencia en los años posteriores. Sin embargo, el desarrollo puede ser afectado por el uso de drogas por parte de la madre durante la gestación (éste es un factor ambiental). Algunas enfermedades de adultos como la enfermedad de Huntington, son provocadas por un factor genético.

Normalmente, pensamos en factores ambientales como cosas que nos ocurren, y sobre las cuales no tenemos ningún control. ¿Pueden nuestras propias decisiones afectar a nuestro propio desarrollo cerebral? Un ejemplo, ¿qué ocurriría si en vez de escoger una carrera financiera, escojo la de periodista?

En la vida, cuando tomamos las decisiones acerca de nuestra trayectoria profesional, la mayoría de nosotros combinamos las buenas con las malas decisiones, pero todas afectan al desarrollo y maduración de nuestro cerebro. El caso de mi padre es poco usual, ya que trabajó toda su vida adulta en el mismo puesto, y murió tres meses después de retirarse, a la edad de 91 años. Siempre he pensado que sería una buena idea hacer cambios cada diez años. Ya sea en la misma organización para la que trabajamos o cambiarnos a otra profesión. No sólo es bueno para la empresa tener parte de su equipo en rotación, sino que también es bueno para el personal afrontar nuevos retos.

En 2007, usted publicó un libro titulado The Adolescent Brain (El cerebro adolecente). ¿Qué consejos daría a los padres y educadores de adolescentes?

Los fenómenos biológicos siempre operan dentro de un rango. Por ejemplo, las hojas caen de los árboles en otoño, pero no todas al mismo tiempo. De forma similar, los cambios en el desarrollo no se producen todos a la vez ni al mismo ritmo en cada cerebro. Así como el viento o la temperatura pueden afectar cuándo se caerán las hojas, los sucesos inesperados pueden alterar el momento en que un adolescente tiene que responder a determinados cambios en el entorno. Lo importante es que los adultos observen cuidadosamente los intereses y capacidades de los adolescentes e introduzcan retos que promuevan la maduración cerebral a un nivel razonable. Si presiona demasiado rápido, terminará con un adolescente estresado. Si no exige lo suficiente, conseguirá un adolescente aburrido. No existe una fórmula mágica para saber lo que es adecuado. Los adolescentes se esfuerzan por alcanzar una madurez autónoma en la medida que van descubriendo sus intereses y capacidades, y lo que es biológicamente posible y culturalmente adecuado. Ellos adaptan sus vidas a lo que les es más cómodo, dentro del maravilloso grupo de rangos posibles y adecuados, que existen.

Existe un continuo debate en educación sobre si debemos enfocar nuestros esfuerzos en cultivar todas las denominadas "inteligencias múltiples", según la definición de Howard Gardner, o centrarnos en nuestros puntos fuertes. ¿Cuál es su opinión?

Hágame saber cuándo encuentre la solución a este enigma, e inmediatamente me pondré en contacto con los señores de Estocolmo para proponerle para un Premio Nobel.

RECURSOS CEREBRALES

¿Cuáles son las áreas de investigación más interesantes hoy en día, y cuáles son los recursos para que los educadores puedan aprender acerca del cerebro y perfeccionar sus técnicas pedagógicas?

La neurociencia cognitiva es actualmente tan dinámica, que parece que todos los días se produce un nuevo y excitante progreso, y muchos de estos últimos avances aparecen en los grandes medios de difusión. Suelo escribir una columna mensual de carácter no técnico, sobre los avances más importantes en el campo educacional de las neurociencias cognitivas para el Internet Journal Brain Connection. La web www.Sharpbrains. com es otra excelente fuente.

¿Cuál es el último hallazgo o reflexión, procedente de su propio trabajo o del de otros, que le gustaría compartir con personas de todas la edades acerca de cómo pueden mantener/conservar su propia salud cerebral?

Tal vez el último avance en mi propia vida implica las novelas de misterio. Me di cuenta de que una buena novela de misterio tiene una trama y unos personajes muy complejos. Por lo tanto, nos obliga a mantener todo esto en mente mientras leemos, y a utilizar nuestra corteza prefrontal para predecir el final, la trama gira y cambia, el desarrollo de los personajes, la localización, etc. Por tanto, decidí leer una serie de novelas de misterio para ver cómo afectaría a mi mente y memoria. La lectura de una saga completa aporta un conocimiento más profundo de los personajes y de los procedimientos que éstos emplean para resolver el misterio.

Deseaba encontrar una saga excepcionalmente buena, y luego leérmela desde el primer hasta el último libro. Afortunadamente, la trilogía Millenium de Stieg Larsson se acababa de publicar en inglés, de modo que la leí completa mientras estuve postrado en cama durante tres semanas. Fue una experiencia tan estimulante desde el punto de vista intelectual, que busqué otras buenas sagas que estimularan activamente mis capacidades de pensamiento.

Mi siguiente saga fue la excelente serie de once libros de Henning Mankell, Inspector Wallender Kurt, que también tiene lugar en Suecia. Por lo tanto, he leído dos conjuntos de novelas excelentes y he aprendido mucho sobre Suecia y la condición humana, en el proceso. Otra buena serie de misterio es la de James Lee Burke, en la que interviene un oficial de policía del área de Nueva Orleans, Dave Robicheaux. Buenísima novela descriptiva. Mis padres crecieron en Minnesota, así que la serie Virgil Flowers de John Sandfor fue otra saga fascinante, con un interés personal para mí. Acabo de empezar a leer la saga Noruega de diez libros del Inspector Sejer, escrita por Karin Fossum, así que es obvio que he descubierto algo que ha funcionado bien para mejorar mi mente y mi memoria, a través de la escritura y lectura profesional que continúo haciendo.

Mi consejo, si no es un aficionado a leer novelas de misterio: utilice Internet para localizar buenos autores con obras que posean argumentos y personajes complejos. Consiga y lea las series completas, pero compre sólo los dos primeros tomos para ver si estimulan su pensamiento. Consiga un mapa de los lugares donde se desarrolla la trama y búsquelos en Google—de ese modo se sentirá cómodo con el trasfondo de la novela. Sospecho que, al igual que yo, descubrirá que una buena saga de misterio puede ser una experiencia relajante y estimulante intelectualmente.

Entrevista con el Dr. James Zull–¿Qué es el aprendizaje?

PRESENTACIÓN:

El Dr. James Zull es profesor de biología y bioquímica en la Universidad Case Western. El Dr. Zull es también Director del Centro Universitario de Innovación en la Enseñanza y Educación en Case Western. Al Dr. Zull le encanta aprender, enseñar y establecer contactos. Ha pasado años construyendopuentes entre la neurología y la pedagogía. Su libro: *"The Art of Changing the Brain: Enriching the Practice of Teaching by Exploring the Biology of Learning"*, muestra como la investigación neurobiológica puede informar y perfeccionar alguna de las mejores ideas sobre teoría educacional.

PUNTOS DESTACADOS

- Todo cerebro puede cambiar a cualquier edad, de forma que aprender es importante a cualquier edad, no solo en el ambiente escolar.

- Los niños necesitan ejercitar sus "músculos de aprendizaje"-aprender cómo aprender-.

EL CICLO VIRTUOSO DEL APRENDIZAJE

¿Qué es el aprendizaje? ¿Es algo únicamente humano o compartimos características con otros mamíferos como los simios?

Aprender es un acto físico. Aprender conlleva la modificación, el crecimiento y la poda de nuestras redes neuronales por medio de la experiencia. Efectivamente, hemos observado que los simios pasan por el mismo Ciclo de Aprendizaje que nosotros, activando las mismas o similares áreas cerebrales. Existen cuatro etapas básicas en el "Ciclo de Aprendizaje":

Uno: Tenemos una experiencia concreta.

Dos: Desarrollamos conexiones y observaciones reflexivas.

Tres: Generamos hipótesis abstractas.

Cuatro: Posteriormente, probamos de forma activa dichas hipótesis.

En la cuarta etapa, tenemos una nueva experiencia concreta y se origina un nuevo Ciclo de Aprendizaje. En otras palabras, recibimos información (activando la corteza sensorial), le damos significado a dicha información (en la corteza integrativa posterior), creamos nuevas ideas basadas en estos significados (en la corteza integrativa anterior) y actuamos sobre esas ideas (utilizando la corteza cerebral motora). A partir de esto, propongo que existen cuatro pilares del aprendizaje: reunir, analizar, crear y actuar. Es así como aprendemos.

Aprender de este modo requiere esfuerzo y salirse de la zona de confort. Una condición clave para aprender es la automotivación, una sensación de autosuficiencia. Controlarse, sentir que uno está progresando, es necesario para que este "Ciclo de aprendizaje" se repita. Antonio Damasio marca un punto clave sobre el papel de las emociones, en su gran *libro "El error de descartes".*

CÓMO MEJORAR NUESTRAS CAPACIDADES DE APRENDIZAJE

¿Podemos, como estudiantes, automotivarnos? ¿Cómo podemos ser mejores estudiantes?

Excelentes preguntas, porque eso es lo que nos hace humanos. Sabemos que los lóbulos frontales del cerebro, que son proporcionalmente más grandes en los humanos que en cualquier otro mamífero, son la clave para la autorregulación emocional. Podemos ser proactivos e identificar las áreas que nos motivan y estimularlas. En otras palabras, "el arte de aprender" puede que sea el arte de buscar conexiones entre la nueva información o retos, y lo que ya sabemos y nos preocupa.

Si tuviera que escoger un músculo mental que realmente los estudiantes debieran ejercitar y fortalecer durante sus años escolares, diría inmediatamente que necesitan desarrollar sus "músculos de aprendizaje"- aprender cómo aprender-. Eso podría ser aún más valioso que aprender lo que destacamos en el currículum, como por ejemplo, la memoria por repetición y las materias específicas que enseñamos.

¿Cree usted que eso está ocurriendo actualmente en nuestras escuelas?

No lo creo. En primer lugar, demasiadas personas todavía creen que la educación significa el proceso mediante el cual los estudiantes asimilan la información de forma pasiva. Aunque a muchos educadores les gustaría garantizar una metodología más activa y participativa, aún utilizamos las estructuras y prioridades de otro tiempo. Un ejemplo, todavía damos una enorme importancia en categorizar a los niños en si son inteligentes o no tan inteligentes, en lugar de centrarnos en cómo todos los niños podrían aprender más.

Segundo, aprender y cambiar no es tan fácil. Ambos requieren esfuerzo y también, por definición, salirse de nuestra zona de confort. Necesitamos probar cosas nuevas, y fracasar. La fase de prueba activa es crítica. A veces nuestras hipótesis serán correctas, y otras serán equivocadas. El miedo a fracasar, a parecer tontos, es un gran obstáculo para aprender, y que yo veo con frecuencia, especialmente en personas que quieren proteger su imagen pública hasta el punto de no permitirse probar nuevos ciclos de aprendizaje.

Considerando lo que acaba de decir, ¿cómo ayuda a sus estudiantes a aprender mejor?

A pesar del hecho de que cada cerebro es diferente, déjeme simplificar y decirle que, generalmente observo dos tipos de estudiantes, cada uno con diferentes obstáculos para aprender, y que se benefician de diferentes estrategias.

1. Estudiantes Introvertidos: Pueden ser muy buenos en las fases de hipótesis abstractas y de reflexión, pero no tan buenos en la fase activa de experimentación. Para cambiar esto, ayudo a crear grupos pequeños donde se sientan seguros y puedan arriesgarse, compartiendo sus pensamientos en voz alta y planteando preguntas.

2. Estudiantes Extrovertidos: Pueden ser muy buenos en tener constantes experiencias concretas y en la fase activa de experimentación, pero pueden también beneficiarse del desarrollo de hipótesis abstracta y de reflexión aumentada. Para ayudarlos, les asigno tareas como escribir artículos y predecir los resultados de determinados experimentos, o incluso sobre cuestiones políticas actuales.

¿Qué otra sugerencia puede usted darles a profesores y padres para ayudar a sus hijos a aprender?

Siempre intento provocar una reacción activa. Esto garantizará que el estudiante se mantenga motivado y vea la conexión entre la nueva información y lo que él o ella ya sabe. Usted puede hacer esto realizando preguntas como "¿En qué le hace pensar esto? ¿Le suena alguna parte de este nuevo material? ".

Para garantizar un buen entorno de aprendizaje, asegúrese de aceptar todas las respuestas y trabajar sobre ellas. Debemos ver a los estudiantes como plantas y flores que necesitan un cuidadoso cultivo: desarrollar algunas áreas, ayudar a podar otras.

Denos un ejemplo, por favor.

El ejemplo que uso en mis libros es que, los estudiantes intermedios a menudo presentan dificultades en el aprendizaje sobre Martín Lutero y la Reforma, porque lo confunden con Martin Luther King Jr. Podemos escoger frustrarnos, o por lo contrario, explotar el dicho que dice algo como, "¡Sí! Martin Luther King Jr. tuvo mucho en común con Martin Lutero. ¡Es más!, ¿por qué creen ustedes que los padres de Martin Luther King Jr. le dieron ese nombre? ¿Por qué creen ustedes que no lo llamaron Sam King?

EL APRENDIZAJE Y EL CEREBRO ADULTO

¿Qué sugeriría usted a los adultos que quieran ser mejores estudiantes?

El aprendizaje es muy importante en todas las edades, y no sólo en el ambiente escolar. Tenemos un cerebro precisamente para aprender, para adaptarnos a nuevos entornos. Esto es fundamental a lo largo de nuestras vidas, y no solamente cuando estamos en la escuela.

Ahora sabemos que todo cerebro puede cambiar a cualquier edad. En realidad no existe ningún límite sobre el aprendizaje, ya que las neuronas parecen ser capaces de generar nuevas conexiones, siempre y cuando, sean utilizadas repetidamente. Creo que todos nosotros tenemos que desarrollar la capacidad de automotivarnos. Un modo de realizar esto, es buscar puentes y puntos de contacto significativos, entre lo que queremos aprender y lo que ya sabemos. Cuando hacemos esto, cultivamos nuestras redes neuronales. Nos convertimos en nuestros propios "jardineros".

Entrevista con el Dr. Michael I. Posner
¿Qué es la atención y cómo entrenarla?

PRESENTACIÓN:

El Dr. Michael I. Posner es un reconocido científico en el campo de la neurociencia cognitiva. Actualmente es Profesor Emérito de la Cátedra de Neurociencia en la Universidad de Oregón. En agosto del 2008, la Unión Internacional de la Ciencia Psicológica le eligió como el primer galardonado con el Premio Dogan, en reconocimiento a su contribución que representa un gran avance en el campo de la psicología.

PUNTOS DESTACADOS

- No existe una "atención" única, sino tres funciones diferentes de la atención: alerta, orientación y atención ejecutiva.

- Una intervención de cinco días, dirigida al entrenamiento de la atención ejecutiva en niños de cuatro a siete años, demuestra que la atención puede entrenarse.

Disfruté mucho con la monografía de su Conferencia James Arthur sobre la Evolución y el Desarrollo de la Autorregulación que usted presentó el año pasado. ¿Podría ofrecernos un resumen de las investigaciones que presentó?

La idea principal es que nosotros, los seres humanos, podemos regular nuestros pensamientos, emociones y acciones en mayor grado que otros primates. Por ejemplo, podemos escoger el renunciar a una recompensa inmediata por una mayor a largo plazo. Podemos planificar el futuro, resistir distracciones y proponernos metas. Estas características humanas parecen depender de lo que a menudo llamamos "autorregulación". Lo que hoy en día es fascinante es que los progresos en neuroimágenes y genética nos permiten pensar en la autorregulación en términos de redes neuronales específicas.

¿Cómo define la autorregulación?

Todos los padres han visto esta conducta en sus hijos. Los padres pueden ver la sorprendente transformación cuando sus hijos desarrollan la habilidad para regular las emociones y persistir en una tarea a pesar de toda clase de distracciones. Dicha capacidad generalmente se denomina "autorregulación".

Otra área de su investigación es la atención. ¿Puede explicarnos la base cerebral de lo que llamamos "atención"?

Uno de nuestros mayores hallazgos, gracias a las neuroimágenes, es que no existe una "atención" única, sino tres tipos diferentes de funciones de atención, con tres redes neuronales subyacentes distintas: alerta, orientación y de atención ejecutiva.

1. Alerta: nos ayuda a mantener un estado de atención.
2. Orientación: centra nuestros sentidos en la información que queremos. Por ejemplo, ahora usted está escuchando mi voz.
3. Atención ejecutiva: regula una gran variedad de redes, tales como las respuestas emocionales y la información sensorial. Esto es crítico para la mayoría del resto de capacidades, y tiene una clara correlación con el rendimiento académico. Se distribuye en los lóbulos frontales y en la corteza cingular. El desarrollo de la atención ejecutiva puede verse fácilmente mediante

cuestionarios y tareas cognitivas después de los tres o cuatro años, momento en que los padres pueden ya ver la capacidad de sus hijos a regular sus emociones y conductas de acuerdo a las demandas sociales.

"Atención ejecutiva" suena similar a funciones ejecutivas.

Las funciones ejecutivas se orientan hacia una meta. La atención ejecutiva es simplemente la habilidad de manejar la atención hacia esas metas, hacia lo que planeamos. Ambas funciones están claramente conectadas. La función ejecutiva es importante para la toma de decisiones (cómo conseguir un objetivo exterior) y con la memoria de trabajo (el almacenamiento temporal de información). Por ejemplo, dado que usted mencionó anteriormente que le gustó mi monografía, he estado pensando en los subtítulos y secciones de ese trabajo, para así ofrecerle mis respuestas, utilizando eficientemente mi capacidad de memoria de trabajo.

Ha dicho que las tres funciones de la atención se apoyan en redes neuronales distintas. ¿Cuántas redes se han identificado hasta el momento?

Las técnicas modernas de neuroimágenes nos permiten identificar redes de neuronas distribuidas que operan juntas. Como ilustración véase el maravilloso Mapa Cerebral interactivo de la Universidad de Texas, San Antonio. Permítame añadir otra área de investigación fascinante. Existe un tipo de neurona, denominada la neurona Von Economo, la cual se encuentra solamente en la corteza cingular anterior y en un área relacionada con la ínsula anterior, muy común en humanos, menos en otros primates, y completamente ausente en la mayoría de los no primates. Estas neuronas tienen un axón largo, conectando con la corteza cingular anterior y la ínsula anterior, lo que creemos, es parte del motivo por el que poseemos Atención Ejecutiva. La técnica de Tensor de Difusión nos permite identificar esta materia blanca, estas conexiones que atraviesan las diferentes estructuras cerebrales, en el cerebro vivo. Desde un punto de vista práctico, podemos pensar que las redes neuronales como éstas, son las que permiten los rasgos humanos específicos, tales como el control con esfuerzo.

¿Qué es el control con esfuerzo?

Es un factor del temperamento que requiere atención, flexibilidad y capacidad de inhibición. Por ejemplo, ¿con qué frecuencia hace usted planes que no puede llevar a término?

Existe una correlación entre el control con esfuerzo y la atención ejecutiva, y los estudios de neuroimágenes conectan ambos con las áreas cerebrales implicadas en la autorregulación. Se ha demostrado que un buen entorno familiar y educativo desarrolla un buen control con esfuerzo, de forma que existen claras conclusiones a partir de esta investigación.

Hablemos ahora sobre sus últimas investigaciones sobre el entrenamiento de la atención.

Varios programas de entrenamiento han tenido éxito en la mejora de la atención tanto en adultos normales como en pacientes que sufren diferentes patologías. Con adultos normales, el entrenamiento con videojuegos específicos puede mejorar el rendimiento en una gama de tareas de atención visual y de memoria de trabajo.

En un estudio probamos un programa de entrenamiento de cinco días utilizando ejercicios computarizados durante el periodo de mayor desarrollo de la atención ejecutiva, entre los cuatro y siete años de edad. Encontramos que es factible entrenar la atención ejecutiva de forma significativa, y que tal entrenamiento también mejora la inteligencia del grupo entrenado en comparación con los niños del control. Estos hallazgos sugieren que los efectos del entrenamiento se habían generalizado.

Un colaborador, el Dr. Yiyuan Tang, está estudiando el impacto de la meditación de atención plena con estudiantes universitarios, encontrando mejoras importantes. Tenemos la esperanza de que los métodos de entrenamiento como estos sean evaluados cada vez más a fondo, con niños y con adultos.

¿Qué implicaciones ve para la educación y la salud?

Está claro que la atención ejecutiva y el control con esfuerzo son muy importantes para el éxito en la escuela. ¿Podremos algún día entrenar a los niños desde los cuatro o cinco años? Esto tendría mucho sentido para asegurar que todos los niños estén listos para aprender en la escuela. Por supuesto, necesitamos más estudios adicionales para determinar exactamente cómo y cuándo sería mejor llevar a cabo el entrenamiento.

En términos de salud, muchos problemas poseen un componente de importantes deficiencias en la red de la atención ejecutiva. Por ejemplo, cuando hablamos sobre los déficits de atención, podemos esperar que en el futuro existan métodos para remediarlos, como el entrenamiento de la memoria de trabajo, para ayudar a paliar dichas deficiencias.

Déjeme añadir, que no hemos encontrado ningún tope para capacidades tales como la atención, incluso entre los adultos. En otras palabras, a un mayor entrenamiento, mayores resultados.

¿Cómo ve el papel de los genes y de la experiencia en el desarrollo de nuestro cerebro?

Existe un creciente número de estudios que muestran la importancia de la interacción entre nuestros genes y el entorno de cada uno. La nueva disciplina de la Epigenética nos va a ayudar a entender mejor este problema–déjeme contarle algo muy interesante de la investigación en mi laboratorio, donde encontramos una interacción poco usual entre la genética y el entorno familiar-.

Sabemos que el entorno familiar contribuye a la formación de un buen control con esfuerzo, el cual, como vimos anteriormente, es clave. Pero lo que hemos encontrado es que algunos genes específicos reducen e incluso eliminan esa influencia. En otras palabras, el desarrollo de algunos niños depende en gran manera de cómo sus padres los educan. Sin embargo, en otros no es así.

¿Cuál es el último hallazgo o reflexión, procedente de su propio trabajo o del de otros, que le gustaría compartir con personas de todas la edades acerca de cómo pueden mantener/mejorar su propia salud cerebral?

Recientemente, hemos descubierto un importante mecanismo por el cual, un mes de meditación de atención plena (aproximadamente once horas de práctica, 0,5 al día, cinco días a la semana) es suficiente para mejorar la atención y la autorregulación. Después de dos semanas de meditación, las mejoras involucran ya varias redes neuronales clave. Después de cuatro semanas, los cambios se fortalecen gracias a la mielina y, por consiguiente, se aumenta aún más la eficiencia de las redes que participan en la autorregulación.

CAPÍTULO 2

ENTENDIENDO LA CIENCIA MODERNA

El interés generalizado por mejorar la salud y el rendimiento del cerebro es algo reciente. La investigación científica que lo sustenta todavía está muy fragmentada y en rápida evolución. Para aprovechar al máximo los últimos avances, necesitamos estar al día en la comprensión y aplicación de los métodos científicos modernos. Este capítulo le ayudará a manejar la creciente evidencia científica, a leer la prensa de un modo informado y educado, y a aplicar estos resultados en su vida de un modo relevante.

EL FUTURO ESTÁ (CASI) AQUÍ

Hay varias tendencias profundas que uno debe comprender con el fin de estar preparado para el futuro y poder beneficiarse de las nuevas investigaciones sobre el cerebro, en lugar de sentirse confundido o desconcertado con ellas.

Esperamos que, en tan sólo unos años, haya evaluaciones de las funciones cerebrales mejores y ampliamente disponibles, sirviendo de bases objetivas para medir el efecto directo de todas las actividades analizadas en este libro. También es probable que haya más y mejores pruebas de diagnóstico para identificar los primeros síntomas de problemas cognitivos y emocionales, permitiendo así intervenciones más tempranas. Contar con evaluaciones fiables a nivel individual es importante, de la misma manera que subirse a una balanza para medir su peso es de gran ayuda para indicarle si su entrenamiento físico y programa dietético están funcionando.

Esperamos también que psicólogos y profesionales de la salud ayuden a sus pacientes a interpretar y manejar la abrumadora variedad de metodologías disponibles, proporcionando un cuidado sistemático de la salud cerebral de la misma manera que hoy abordan la salud cardiovascular.

La atención a la salud cerebral ya está experimentando un aumento en lugares que van desde empresas y gimnasios hasta comunidades de personas mayores. Tradicionalmente los ejercicios físicos y mentales tienen lugar en entornos muy diferentes. En los próximos años esperamos que los límites entre ellos sean más permeables, con la popularización de aparatos como bicicletas de ejercicio con juegos cerebrales incluidos, y podcasts sugiriendo actividades mentales para entrenar su memoria de trabajo mientras hace ejercicio.

Confiamos en que pronto se producirán estos cambios porque hoy en día ya podemos ver muchas de estas iniciativas tomando forma. Sin embargo, siempre lleva tiempo el que los nuevos hallazgos científicos dejen su huella en la sociedad, y la salud cerebral no es una excepción. Puede que tardemos al menos una década para que la salud cerebral alcance el reconocimiento, la integración y la infraestructura profesional de la que goza el ejercicio físico actualmente. Por esta razón creemos que, hasta entonces, cada persona debe tomar sus propias decisiones para optimizar el rendimiento y la salud de su cerebro.

NO SUBCONTRATE SU CEREBRO

La evidencia científica de alta calidad, como la que informa este libro, es la mejor guía para el proceso de aprendizaje y la toma de decisiones. Pero el acceso a los resultados de la investigación no es suficiente por sí solo. Aplicar los descubrimientos de forma inteligente también depende de entender el punto de partida y las necesidades y prioridades de cada persona. Aquí aportamos algunas sugerencias que le ayudarán a orientar su aprendizaje y sus decisiones.

¿Cuáles son mis prioridades?

Cuando los medios de comunicación cubren la salud cerebral, la perspectiva que toman está restringida a menudo a prevenir el deterioro cognitivo y la enfermedad de Alzheimer que pudiera ocurrir en un número determinado de años desde hoy. Ignoran, en contraste, otros temas de gran importancia tales como la mejora de las funciones en todas las áreas de la vida, años o décadas antes que el espectro de Alzheimer asome en el horizonte.

En la práctica, no todo el mundo está interesado en mejorar la salud cerebral por las mismas razones. Lo cual se ilustra muy claramente en los resultados de una encuesta que realizamos en 2010. Enviamos una encuesta en línea a los suscriptores del boletín electrónico de SharpBrains, y más de 1 900 personas respondieron el detallado cuestionario. Cuando se les preguntó ¿qué funciones cerebrales son las más importantes para prosperar personal y profesionalmente en el siglo XXI?, las tres primeras opciones elegidas fueron: 1) la capacidad de gestionar situaciones estresantes, 2) el poder de concentración para evitar las distracciones y 3) ser capaz de reconocer y manejar las propias emociones. Véase más abajo la Imagen 3, para su completa clasificación de diez funciones cerebrales. En otras palabras, las prioridades de los encuestados parecen centrarse en sus carreras profesionales y vida personal en el momento actual; recordar nombres y caras estaba en la última posición.

Dada la enorme variedad que existe respecto a los objetivos de la gimnasia y salud cerebral entre las personas, y entre diferentes momentos de la vida de una misma persona, un aspecto crucial para tomar decisiones informadas sobre la salud cerebral es tener en cuenta lo que usted, personalmente, quiere y necesita. La toma de control de su salud cerebral comienza determinando cuáles son sus prioridades en el momento actual (más información en el Capítulo 9).

¿Cuáles de las siguientes funciones cerebrales cree usted que son más importantes para prosperar personal y profesionalmente en el siglo XXI?

Clasificados de mayor a menor importancia:

1. Capacidad para manejar situaciones estresantes
2. Poder de concentración para evitar las distracciones
3. Ser capaz de reconocer y manejar nuestras propias emociones
4. Procesar información nueva rápidamente
5. Definir y llevar a cabo metas significativas personalmente
6. Tener la capacidad de supervisar y gestionar nuestro propio proceso de pensamiento
7. Capacidad de hacer frente a situaciones nuevas e inciertas
8. Planificar el futuro y solucionar problemas de forma sistemática
9. Capacidad de realizar múltiples tareas a la vez
10. Recordar nombres y caras

IMAGEN 3. Resultados parciales del Estudio de Mercado de SharpBrains, 2010.

¿Tiene esto relevancia para mí?

Otro aspecto clave es acostumbrarse a valorar de forma crítica los nuevos hallazgos, con el fin de priorizar investigaciones de alta calidad y relevancia. Por ejemplo, con frecuencia aparecen titulares afirmando que una nueva medicina puede ayudar en la lucha contra la enfermedad de Alzheimer. El inevitable resultado es que muchas personas se hacen grandes esperanzas e intentan adquirir el nuevo medicamento, sin entender que el hallazgo real puede que no tuviera tanta relevancia como los titulares insinúan.

En febrero del 2012, se publicó en primera plana que una medicina, generalmente utilizada para tratar el cáncer de piel, había remitido el curso de la enfermedad de Alzheimer en ratones: 72 horas después de tomar el medicamento, los ratones mostraron mejoras espectaculares en la memoria, y más del 50% de la proteína amiloidea que se acumula en el cerebro (un sello distintivo de la enfermedad de Alzheimer) había desaparecido. Resultados bien dramáticos. Pero los ratones no son seres humanos, de manera que el tipo de enfermedad de Alzheimer que afecta a los ratones es diferente de la enfermedad real en las personas. Lo que funciona en ratones puede que no sea efectivo en humanos – eso es lo que ocurre con docenas de métodos y teorías que han fallado en el pasado-. Por eso, es muy importante mantener dichos resultados en perspectiva, y priorizar estudios de alta calidad con seres humanos.

Tenga en cuenta los sesgos cognitivos

Una buena toma de decisiones requiere también tomar conciencia de la tendencia humana a apoyarse en varios sesgos cognitivos de modo subconsciente. Nuestro cerebro y nuestra mente, como vimos en el capítulo anterior, evolucionaron para ayudarnos a aprender y a adaptarnos a nuestro entorno – no para ser objetivamente correctos-.

Veamos los tres sesgos cognitivos más comunes:

Efecto de exposición: Esta es la tendencia a que nos gusten las cosas simplemente porque nos son familiares. Por ejemplo, como hemos oído durante décadas que los rompecabezas o los arándanos son muy importantes para favorecer la salud cerebral, nos convencemos de que lo son. Quizá esto pueda explicarse por el hecho de que procesar cosas que resultan familiares requiere menos esfuerzo.

Sesgo de confirmación: Esta es la tendencia a favorecer la información que confirme nuestras creencias existentes. Por ejemplo, la creencia de que los videojuegos son los responsables de conductas violentas puede conducir a que una persona, generalmente sólo observe, y por tanto recuerde, las últimas noticias que sugieren que los videojuegos son perjudiciales para el cerebro. Un ejemplo sutil que hemos visto muy a menudo: Una persona lee un libro (como el que usted tiene en sus manos), no para averiguar lo que él o ella podría aprender y hacer de un modo diferente, sino para reforzar lo que esa persona ya cree, sin tener en cuenta el resto.

Sesgo de cercanía: Esta es la tendencia a sobrevalorar y recordar de un modo más vivo la información más reciente. Por ejemplo, leer una nueva noticia hoy puede conducirle a darle más crédito que a otra que había leído la semana pasada–aunque en realidad sea de peor calidad -. Imagínese el impacto continuado de este sesgo dado el aluvión de noticias diarias.

Dado que estos sesgos pueden estar presentes tanto en las personas que reciben la información como en los periodistas o expertos que la ofrecen, la situación se torna complicada, sobre todo en un área en que el cambio es tan rápido.

Saber que estas tendencias existen, y comprender la forma en que estos sesgos influyen en nuestras decisiones, es el primer paso para contrarrestar sus efectos. Recursos como este libro, y el sistema que presentaremos en el Capítulo 9, pueden ser muy valiosos para obligarnos a reevaluar nuestras conjeturas y conclusiones. El proceso científico, cuando está bien conducido e interpretado, es una de las herramientas más poderosas a nuestra disposición, para tomar buenas decisiones en cualquier campo, y sobre todo en un campo tan complejo como la salud cerebral.

EL VALOR DEL PROCESO CIENTÍFICO

En Febrero del 2012, un estudio publicado en la revista Avances Terapéuticos en Psicofarmacología desencadenó una pequeña ola de artículos en los medios de comunicación con títulos como " El Romero puede aumentar su capacidad cerebral" o " Los beneficios cerebrales del romero: Estudios que muestran su relación con la capacidad intelectual". El estudio demostró que, después de oler romero, se encontraron trazas de un compuesto presente en el aceite de la hierba (1,8 -cineole) en la sangre de los participantes, y cuanto más 1,8 -cineole había en el torrente sanguíneo de la persona, mejor era el rendimiento de ésta en pruebas de velocidad y precisión cognitivas.

No nos sorprendería que pronto haya nuevos suplementos de hierbas de romero en su supermercado, afirmando que aumentan la capacidad cerebral. Lo cual no tendría sentido científico, por mútiples razones que iremos viendo. Al leer una noticia así deberíamos preguntarnos: ¿Cuántas personas participaron? ¿Cuál fue la magnitud del efecto? ¿Cómo se compara con estudios anteriores?

Este es sólo un ejemplo, pero ilustra un punto importante. Las cosas han cambiado mucho desde los días en que la ciencia se mantenía oculta en los laboratorios, y los nuevos hallazgos tardaban años en difundirse al público general. Hoy en día, los científicos, los periodistas, o las empresas que pueden haber financiado los estudios, se encuentran bajo más presión para producir un titular emocionante o provocador, en vez de para educar. El tema de la optimización cerebral parece estar de moda en la actualidad. ¿Cómo puede una persona razonable seleccionar qué información es más relevante o fiable? ¿Cómo integrar los antiguos y nuevos conocimientos, y cómo navegar las opciones?

Estudios de observación y estudios experimentales

Un elemento muy importante a evaluar es el diseño del estudio que está detrás del titular. Consideremos las diferencias entre los estudios de observación y los estudios experimentales, también llamados ensayos controlados aleatorios.

En estudios de observación, los investigadores sólo observan asociaciones (o correlaciones) entre diferentes factores y el comportamiento o enfermedad que les interesa. Un estudio sería, por ejemplo, ver si la obesidad está asociada con déficits cognitivos. Dicho estudio podría demostrar que hay una relación entre la obesidad y un rendimiento inferior en la planificación y el razonamiento. Sin embargo, esto no implica una relación causal entre los dos. Otros factores, tales como los factores socio-económicos, pueden ser los responsables reales de la asociación observada. La dirección de la asociación tampoco es clara: ¿es ser obeso lo que desencadena déficits cognitivos, o presentar dichos déficits es lo que aumenta la probabilidad de obesidad? ¡Ojo! muchas noticias sufren de este problema y, si bien son interesantes para leer, posiblemente deberíamos ignorarlas a la hora de tomar decisiones prácticas.

Por el contrario, en un ensayo controlado aleatorio (ECA), cada participante es escogido al azar y asignado a un grupo de prueba (donde los participantes reciben la intervención en cuestión) o a un grupo placebo/control (donde no la reciben). Esto nos permite evaluar claramente el efecto del tratamiento o intervención en el grupo de prueba mediante la comparación con el grupo placebo/control. Por ejemplo, un ECA puede realizarse para medir la influencia directa entre la práctica de la meditación y un mejor rendimiento cognitivo. Tal ECA podría comparar un grupo de participantes usando una técnica de meditación particular durante 8 semanas, con un grupo (control) de participantes mirando videos educativos durante el mismo periodo de tiempo. Si después del entrenamiento, los participantes en el grupo de entrenamiento muestran un mejor rendimiento cognitivo que los participantes en el grupo control, podemos concluir que es el entrenamiento (y no otros factores) lo que causa el aumento en el rendimiento.

En resumen, los ensayos controlados aleatorios proporcionan la prueba más convincente de que un tratamiento o intervención efectivamente causa el efecto esperado sobre la conducta o salud humana. Por supuesto, existen muchos otros matices, como la calidad científica de la revista en la que se publicó el estudio, cuál fue la duración de los beneficios y qué subgrupo parece ser el más beneficiado, si había un posible conflicto de intereses....pero, al menos, los ensayos controlados aleatorios de alta calidad ofrecen un buen punto de partida para empezar a entender la ciencia y la forma de aplicarla, y por eso constituyen la columna vertebral de este libro.

El estudio de la BBC frente a los estudios del NIH

En abril de 2010 se publicaron cientos de artículos con títulos como "El entrenamiento cerebral no funciona", basados en el experimento "Brain Test Britain" patrocinado por la BBC. El estudio demostró que ofrecer una variedad de "videojuegos cerebrales" no validados y pedir a voluntarios que se presentaron a jugar por tres o cuatro horas en total durante seis semanas no se tradujo en mejoras significativas en el funcionamiento cognitivo. Sobre esta base, el titular mundial se convirtió en "El entrenamiento cerebral no funciona".

El estudio se llevó a cabo a través del sitio web del programa de la BBC e incluyó a miles de personas. Hubo dos grupos experimentales de "entrenamiento cerebral". Uno completando tareas que incluían aritmética simple, encontrar piezas que faltan, emparejar símbolos con un objetivo, ordenar números rotativos y memorizar objetos. El otro grupo fue entrenado en tareas de razonamiento (como identificar el peso relativo de los objetos, pensar en los efectos de una acción y planificar tareas). El grupo de control pasó el tiempo respondiendo a preguntas en base a recursos disponible en línea. Los resultados indicaron que, dadas las pruebas neuropsicológicas utilizadas antes y después del entrenamiento, los dos grupos experimentales funcionaron mejor que el grupo de control en las tareas entrenadas, pero este beneficio no se transfirió a tareas no entrenadas.

Este estudio fue criticado por un buen número de científicos por defectos obvios, tanto en la metodología como en la interpretación – pero esta noticia no fue publicada con la misma repercusión-. En primer lugar, los voluntarios participaban desde sus hogares sin ninguna supervisión, de forma que no hubo ningún control sobre lo que estaban haciendo mientras entrenaban (tal vez, viendo la televisión). En segundo lugar, hubo una tasa de abandono substancial: de 52.617 participantes inscritos, aproximadamente sólo el 20% tuvo plena participación en el estudio a pesar del mínimo número de horas exigidas. Esto pone en duda la validez general de los resultados: ¿puede que las personas que abandonaron fueran quienes podrían haberse beneficiado más del entrenamiento? Por otra parte, el protocolo de entrenamiento fue diseñado para ser muy ligero (tres o cuatro horas durante seis semanas) en comparación con lo que se ha demostrado en otros estudios para producir beneficios significativos (como mínimo diez o quince horas por dominio cognitivo específico). Lo más sorprendente aún fue que sólo los participantes más jóvenes se incluyeron en el análisis final: a última hora los investigadores decidieron excluir la información recopilada entre voluntarios de más de 60 años, dato realmente sorprendente cuando es quizá este colectivo el único que podría beneficiarse de un protocolo de entrenamiento tan ligero. El defecto fatal en cuanto a la interpretación vino de tratar de establecer una conclusión general a partir de un único resultado negativo. Es como si una fábrica de coches fabrica un coche que no funciona bien, y concluye por ello que ningún coche puede funcionar.

En consecuencia, no podemos concluir del estudio de la BBC que el entrenamiento cerebral no pueda funcionar (puede funcionar cuando se cumplen las "condiciones básicas para la transferencia" como veremos en el capítulo 8). La lección más importante es que es poco realista esperar que los medios de comunicación masivos sirvan de fuente fiable para la educación de calidad en un campo innovador – para bien o para mal, ésta simplemente no es su función principal.

Ahora consideremos el análisis sistemático sobre la prevención del deterioro cognitivo y la enfermedad de Alzheimer encargado por el National Institute of Health (NIH), que fue publicado justo después del estudio de la BBC. Los autores analizaron los resultados de 25 revisiones meta-analíticas de todos los estudios existentes y 250 estudios específicos para comprender qué factores pueden reducir o incrementar el riesgo de deterioro cognitivo y de Alzheimer. Los criterios para incluir un estudio en el análisis fueron muy estrictos, y sólo fueron utilizados estudios de alta calidad (en su mayoría ensayos controlados aleatorios) que medían beneficios (o su carencia) a través del tiempo. Esto es muy importante, ya que hace que los resultados de los análisis sean muy sólidos: si se encuentra un resultado positivo, es probablemente real– al menos más real que otras intervenciones que no llegaron al criterio mínimo establecido. El análisis del NIH es único en el sentido de que es el análisis sistemático más amplio y completo a día de hoy que compara, con exactamente la misma metodología, todos los factores y todas las intervenciones (la dieta mediterránea, los omega-3, la diabetes, las estatinas, el entrenamiento cognitivo, etc.).

La mayoría de los principales titulares sobre este estudio se centraron en una sola conclusión: que nada puede prevenir la patología de la enfermedad de Alzheimer. Lo cual es verdad, pero no es toda la verdad. El análisis también identificó siete factores que directamente podían aumentar o reducir el riesgo de la enfermedad de Alzheimer (EA) o de deterioro cognitivo. Cuatro de estos factores aumentan el riesgo: padecer diabetes, poseer el gen APOE e4, fumar y sufrir de depresión. Otros tres factores disminuyen el riesgo: la dieta Mediterránea, el ejercicio físico y el ejercicio cognitivo. Sorprendentemente, a la luz del estudio de la BBC descrito anteriormente, el entrenamiento cognitivo resultó identificado como un factor de protección contra el deterioro cognitivo en base a los estudios de mayor calidad.

Guiados por los medios de comunicación, el mensaje principal que muchas personas se llevaron fue: "No hay nada que yo pueda hacer para mantener mi salud cerebral." Lo que es muy engañoso, porque la salud cerebral no equivale a la ausencia de la patología de Alzheimer, y porque de hecho se identificaron varios factores bajo nuestro control que aumentan o disminuyen los riesgos de la enfermedad de Alzheimer y deterioro cognitivo. Como consecuencia, el público general no ha podido aprovechar este profundo análisis, perdiendo una estupenda puerta de entrada para entender los efectos de los hábitos de vida sobre la salud cerebral.

En resumen, es importante entender de un modo crítico las noticias transmitidas por los medios de comunicación (por no hablar de Internet), especialmente en lo referido a nuevos hallazgos científicos y cómo aplicarlos. Todos subcontratamos muchas aspectos de nuestras vidas… le rogamos que la salud de su propio cerebro no sea una de ellas. Para beneficiarnos de la creciente evidencia científica en este área, necesitamos emplear activamente nuestro cerebro y nuestra mente.

PUNTOS DESTACADOS DEL CAPÍTULO

- Los hallazgos científicos sobre salud cerebral y neuroplasticidad están emergiendo rápidamente, pero en los medios de comunicación se informa a menudo de lo que no es lo más significativo y relevante.

- Es fundamental evaluar las noticias de un modo crítico y personal puesto que no todos tenemos las mismas prioridades; algunos nos centramos en la prevención de la enfermedad de Alzheimer, mientras que otros estamos más interesados en mejorar nuestra funcionalidad y calidad de vida actual. Para entender e integrar la ciencia moderna, usted necesita el uso de su recurso más impresionante: su cerebro.

ENTREVISTAS:

- Dr. Álvaro Pascual-Leone–Entender la salud cerebral para una mejor autoevaluación.

- Dr. Robert Bilder – ¿Por qué y cómo cambiar el cerebro? La meditación como ejemplo

Entrevista con el Dr. Álvaro Pascual-Leone – Entender la salud cerebral para una mejor autoevaluación.

PRESENTACIÓN:

Álvaro Pascual-Leone, MD, PhD, es Profesor de Neurología en la Facultad de Medicina de Harvard y Director del Centro de Estimulación Cerebral No Invasiva Berenson-Allen. El Dr. Pascual-Leone investiga la fisiología de las funciones cognitivas superiores, con énfasis en el estudio de la plasticidad cerebral en la adquisición de habilidades y la recuperación de lesiones a lo largo de la vida.

PUNTOS DESTACADOS:

- La característica principal de un cerebro sano es la capacidad de modificarse–de ser "plástico".

- Las técnicas para monitorizar la salud cerebral aún no están ampliamente disponibles. Debemos comenzar por comprender lo que hace que el cerebro sea más plástico y como conducir esa plasticidad en una buena dirección.

¿QUÉ ES LA SALUD CEREBRAL?

¿Puede empezar por definir la salud cerebral?

Un cerebro saludable nos ayuda a hacer varias cosas. En primer lugar, tener un cerebro saludable ayuda a preservar la capacidad cognitiva a lo largo de la vida. En segundo lugar, ayuda a retrasar enfermedades neuropsicológicas y psiquiátricas. Esto también es crucial, porque una de cada cinco personas en todo el mundo termina siendo afectada por un trastorno neurológico a lo largo de su vida. Finalmente, tener un cerebro saludable ayuda a promover la salud en general. De hecho, nuestro cerebro no sólo nos hace capaces de interactuar con el mundo exterior, sino que también controla nuestro mundo interno, el cual afecta a nuestra salud general. Al igual que un cuerpo sano es importante para un cerebro sano, un cerebro sano es importante para un cuerpo sano.

¿Puede explicar el cambio que se está produciendo actualmente en el diagnóstico y tratamiento de enfermedades?

Hoy en día esperamos hasta que una determinada enfermedad se manifiesta y se hace sintomática. Entonces, intervenimos. Un nuevo enfoque pretende diagnosticar la enfermedad antes de que presente síntomas, para de este modo modificar la progresión de la misma y, en última instancia, prevenir los síntomas. Una verdadera acción preventiva sería intervenir antes de que se manifieste cualquier síntoma, es decir, cuando uno está sano pero presenta un patrón de actividad cerebral que indica una posible enfermedad.

¿Existe una característica principal de un cerebro sano?

Un cerebro sano es un sistema muy complejo, dinámico y eficiente. Una característica principal de tal cerebro es su capacidad para ser modificado, para mantener lo que llamamos "plasticidad".

El mundo cambia muy rápido, demasiado rápido para que los genes puedan modificar nuestro cerebro. De forma que la naturaleza inventó la plasticidad, la capacidad del cerebro de ser modificado para hacer frente a los cambios en el mundo durante nuestras vidas. Un cerebro sano es un cerebro que posee la cantidad correcta de plasticidad: ni mucha ni poca, la plasticidad óptima.

EXPLICAR LA NEUROPLASTICIDAD CEREBRAL

¿Cómo funciona la plasticidad en el cerebro?

Hay distintas pasos. El primero es un crecimiento rápido de materia cerebral que puede verse en sólo una semana, por ejemplo, cuando alguien está aprendiendo una secuencia musical difícil en un piano. Este crecimiento resulta del hecho de que las conexiones entre las neuronas responsables del aprendizaje se fortalecen para permitir que pase más información. Ahora bien, cuando la práctica se detiene, se observa una contracción, un debilitamiento, de esas conexiones. Si la conducta de aprendizaje se repite una y otra vez, se establecen nuevas conexiones. En otras palabras, el cerebro puede conducir más y más tráfico mental y, si se mantiene o incrementa ese nivel de tráfico, puede llegar a ampliar el tamaño de la vía en sí.

¿Cómo influyen los factores genéticos y ambientales en la neuroplasticidad?

Por un lado, las personas nacen con más o menos plasticidad. Por ejemplo, las personas con esquizofrenia poseen ciertos genes que les confieren una menor plasticidad, desarrollando rápidamente problemas cognitivos. El autismo es lo contrario. Por otra parte, ciertos acontecimientos durante la vida pueden cambiar el nivel de plasticidad y ponernos en riesgo de desarrollar problemas cognitivos. Este es el caso de los accidentes cerebrovasculares, determinadas dietas, la falta de ejercicio, el estrés crónico (particularmente, el estrés social) y enfermedades como la diabetes, todos los cuales pueden reducir la neuroplasticidad. Muchos de estos factores están bajo nuestro control, lo cual es una buena noticia: podemos influir en la neuroplasticidad de nuestro propio cerebro.

Vivimos una época muy prometedora dados los avances de la neurociencia, pero necesitamos romper viejos mitos. El cerebro está cambiando todo el tiempo, algunos de los cambios son buenos y otros no, y disponemos de la capacidad para dirigir estos cambios y optimizar la salud y las funciones cerebrales.

¿Cuáles son las características de una actividad que promueva la plasticidad?

El dolor crónico es una consecuencia de la excesiva plasticidad. Es una situación donde uno querría suprimirla, por lo que el objetivo no siempre es promover la plasticidad. Lo más importante a la hora de favorecer la plasticidad es desafiar al cerebro a adquirir nuevos conocimientos y nuevas destrezas. Por ejemplo, si yo soy un jugador de ajedrez bastante bueno y pertenezco a un club, jugar al ajedrez no es un desafío para mi cerebro. Para alguien como yo, que lee mucho y que realiza un montón de actividades intelectuales, sería algo bueno aprender a bailar. Para alguien que practica muchas actividades físicas, una cosa positiva sería leer o aprender un segundo idioma. Es diferente para cada persona en función de las habilidades que cada uno pone sobre la mesa. La clave es seguir aprendiendo.

ENTENDER EL CEREBRO PARA MONITORIZAR MEJOR SU SALUD

Nuestros pensamientos y emociones también cambian nuestros cerebros. ¿Cómo funciona esto?

Muchas personas ya entienden que interactuar con el mundo externo (por ejemplo, tocar el piano) puede cambiar el cerebro. Pero lo que realmente sucede es que cualquier actividad, en cualquiera de nuestros sistemas cerebrales, modifica el cerebro de la misma manera que lo haría una acción externa. Usted puede modular y modificar las conexiones cerebrales activándolos de forma repetida. Cada pensamiento, emoción, experiencia, percepción y acción que nuestro cerebro realiza, puede modificarlo. Por supuesto no cambia todo de una vez, pero sí lo hace progresivamente. Por lo tanto, es importante controlar nuestras emociones y pensamientos, porque en última instancia pueden cambiar nuestro cerebro tanto como nuestras acciones.

¿Cómo puede una persona sana autoevaluar su salud cerebral?

Las técnicas objetivas más prometedoras no están disponibles todavía a nivel del usuario final. Es mejor que uno comience por entender cómo mantener una plasticidad saludable. Sabemos, por ejemplo, que una buena higiene del sueño es fundamental. Comer demasiadas calorías tampoco es bueno para nadie. Es importante mantener una dieta equilibrada y un peso óptimo. El ejercicio físico es también muy importante. No tiene por qué ser mucho, pero sí debe ser regular. Y no estamos hablando de ir andando desde el garaje a la oficina, sino salir a correr. La interacción social también es importante. La interacción con un grupo de personas que nos apoyan es importante, ya sea de manera electrónica o en persona. Por último, las toxinas también afectan al cerebro dramáticamente: uno tiene que tener cuidado con los medicamentos que toma.

Entrevista con el Dr. Robert Bilder – Por qué y cómo cambiar el cerebro. La meditación como ejemplo

PRESENTACIÓN:

Robert M. Bilder, PhD, ABPP-CN es un Profesor de Psiquiatría y Ciencias del Biocomportamiento en la Escuela de Medicina David Geffen en UCLA. El Dr. Bilder también es Jefe de Psicología-Neuropsicología Médica en el Instituto Semel para la Neurociencia y el Comportamiento Humano, y dirige el Centro Tennenbaum para la Biología de la Creatividad. El Dr. Bilder ha participado activamente durante más de 20 años en la investigación sobre las bases neuropsicológicas y neuroanatómicas de las principales enfermedades mentales.

PUNTOS DESTACADOS:

- La gestión personal de nuestro cerebro es una nueva ola en la evolución humana.

- Cambiar el comportamiento, y por tanto el cerebro, es importante para un mejor funcionamiento diario y la prevención de enfermedades.

- La meditación es una de las técnicas que cambia tanto la actividad cerebral como sus estructuras.

POR QUÉ Y CÓMO CAMBIA EL CEREBRO

El concepto de gestión personal del cerebro es cada vez más popular y extendido en Norteamérica. ¿Cómo lo define usted?

Creo que la gestión personal del cerebro es la próxima ola en la evolución humana. Si pensamos en las grandes revoluciones científicas, tenemos a Copérnico, quien ubicó la tierra en el universo; Darwin, quien colocó a los seres humanos entre las especies; y Freud, quien, yo diría, situó la mente en el interior del cerebro. Conforme vayamos aprendiendo más, sobre cómo el cerebro puede cambiar sus propias funciones, la próxima ola será la gestión personal del cerebro – utilizando lo que ya sabemos sobre el cerebro para cambiar su funcionamiento.

Ya estamos haciendo mucho por nuestro cerebro, con medicamentos y psicoterapia por ejemplo, en el futuro podremos modificar nuestro cerebro más sistemáticamente en base al conocimiento científico.

¿Por qué querríamos cambiar nuestro cerebro?

Cambiar el cerebro significa cambiar comportamientos. Sabemos que la mayoría de las enfermedades médicas son prevenibles, y que la prevención implica la conducta, de forma que poder cambiar nuestro comportamiento resulta crucial para prevenir enfermedades. Trastornos tales como las enfermedades cardiovasculares, el cáncer y la diabetes están ligados al comportamiento, y particularmente a cómo manejamos el estrés. Otros ejemplos, como aplicar protector solar o fumar, relacionados con los riesgos de cáncer, también demandan un cambio de conducta, y sobre todo, una mejor apreciación de cómo nuestras acciones actuales afectan a los resultados a largo plazo.

¿Cómo cambiamos el comportamiento?

Hay una ciencia del cambio de comportamiento. Dr. James O. Prochaska, un importante investigador en este campo, propone que hay varias etapas de cambio. Comienza con la pre-contemplación (antes de empezar a pensar en un cambio), luego avanza hacia la contemplación (cuando ya pensamos realmente en ello), hasta la acción (cuando intentamos algún cambio) y el mantenimiento (por lo menos 6 meses), y termina con la conclusión (cuando hemos establecido una nueva conducta).

¿Por qué es tan difícil cambiar?

Un principio importante en el cerebro es que la repetición conduce a cambios en el sistema de hábitos del cerebro. Reprogramar el sistema requiere esfuerzo, porque necesita que inhibamos los circuitos de respuesta previamente establecidos.

AUTOCONTROL

Para cambiar, debemos ser capaces de autocontrol, para evaluar nuestras fortalezas y debilidades, y actuar en consecuencia. ¿Cómo nos podemos automonitorizar en el campo mental?

Hay dispositivos que utilizan biosensores para grabar todo tipo de mediciones, tales como ondas cerebrales, el potencial de acción muscular, la variabilidad de la frecuencia cardiaca, la frecuencia respiratoria, etc... Esto permite que una persona pueda ver su propio funcionamiento biológico de un modo en que nunca podría hacerlo sin estos sensores. A continuación, el usuario puede trabajar en cambiar su propio funcionamiento, tal como se ve en el dispositivo, cambiando su comportamiento (por ejemplo, cambiar la respiración puede alterar la variabilidad de la frecuencia cardiaca y disminuir el estrés). Utilizar estos dispositivos de monitorización es una forma de cambiar un comportamiento, sobre todo para personas orientadas al análisis de datos.

LA MEDITACIÓN COMO TÉCNICA PARA CAMBIAR EL CEREBRO

¿Puede hablarnos de la meditación como técnica de entrenamiento cerebral basada en la investigación?

Últimamente hay un gran interés en la meditación de atención plena, la salud y la función cerebral. Es bien sabido que las prácticas budistas producen controles somáticos significativos: algunas personas logran, a voluntad, elevar la temperatura de los dedos de sus manos o pies, bajar su metabolismo o incluso disminuir el flujo sanguíneo en su cerebro.

Los investigadores Richard Davidson y Antoine Lutz (2004) demostraron que en meditadores muy experimentados (con más de 10.000 horas) existe un alto grado de actividad gamma en el cerebro, y que, a mayor experiencia existe una mayor potencia gamma. Las ondas gamma están relacionadas con la atención concentrada.

El trabajo de Luders y sus colegas en el 2012 muestra un aumento del volumen del hipocampo, asociado con la memoria, así como con otras áreas de la corteza cerebral, en meditadores. También hay una mayor conectividad estructural entre las regiones. Curiosamente, el último trabajo de Holzel y sus colegas (2011) demuestra que estos cambios pueden darse rápidamente: cualquiera que haga ocho semanas de meditación puede aumentar la densidad de la materia gris cortical.

¿Practicar distintos tipos de meditación tiene diferentes efectos en el cerebro?

La meditación de atención concentrada, en la que mantenemos nuestra atención centrada en un objeto, nos permite controlar cuánta atención prestamos a elementos de distracción negativos y mantener nuestra atención alejada de ellos. De hecho, una mayor práctica en este tipo de meditación ha demostrado atenuar la actividad de la amígdala en respuesta a sonidos distractores, probablemente ayudando a evitar la angustia.

Otro tipo de meditación, la meditación de monitorización abierta tiene un efecto diferente en el cerebro. Puede ayudar a reducir la respuesta de sobreprocesamiento que a menudo sigue a un estímulo de distracción negativo. Esto es bueno porque nos permitiría prestar atención a los estímulos subsiguientes en vez de quedarnos enfrascados en el estímulo anterior.

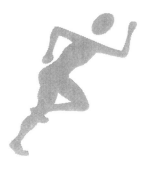

CAPÍTULO 3

MENS SANA IN CORPORE SANO

Ahora que ya está familiarizado con los conceptos del funcionamiento cerebral y la neuroplasticidad, y posee el conocimiento necesario para entender los nuevos hallazgos científicos, podemos explorar las bases de la salud cerebral, comenzando por el ejercicio físico. La existencia de una relación entre la salud del cuerpo y la de la mente ha sido reconocida por tiempos inmemoriales. Lo que es nuevo es el conocimiento de que un nivel moderado de ejercicio aeróbico es una base fundamental tanto para un corpore sano (cuerpo saludable) como para una mens sana (mente sana). Ahora bien ¿Cuáles son las implicaciones prácticas de investigaciones recientes en nuestro estilo de vida?

¿CÓMO AFECTA EL EJERCICIO FÍSICO A NUESTRO CEREBRO?

El ejercicio físico parece frenar, y puede que incluso detener o revertir, el encogimiento cerebral que normalmente se inicia en las personas alrededor de los 40 años, especialmente en las regiones frontales del cerebro, responsables de la función ejecutiva. El ejercicio (sobre todo, el ejercicio aeróbico) puede aumentar el volumen de las neuronas cerebrales (la "materia gris") y las conexiones entre las mismas (lo que se conoce como "materia blanca"). Esto es posible porque el ejercicio físico provoca cambios bioquímicos que estimulan la neuroplasticidad. Por ejemplo, el trabajo de Fred Gage en el Instituto Salk para Estudios

Biológicos ha demostrado que el ejercicio ayuda a generar nuevas células cerebrales, incluso en el cerebro de personas mayores. Al mismo tiempo, el ejercicio ayuda a proteger a estas nuevas neuronas envolviéndolas en factores de crecimiento nervioso (denominados "neurotrofinas") que contribuyen a la supervivencia, mantenimiento y crecimiento de las neuronas. Por último, el ejercicio físico desencadena la formación de nuevos vasos sanguíneos (angiogénesis) en el cerebro.

Durante un tiempo, las investigaciones sobre los efectos del ejercicio en el cerebro se basaban en estudios con animales, pero las últimas pruebas obtenidas de estudios en seres humanos confirman los resultados de los estudios en animales. Por ejemplo, en 2011, Eadaoin Griffin y sus colegas de la Universidad de Dublín evaluaron los niveles de un factor neurotrópico derivado del cerebro (BDNF) y el rendimiento de la memoria de estudiantes universitarios, antes y después de ejercicio en una bicicleta estática a velocidades crecientes, comparadas con un grupo de control. Los participantes que realizaron ejercicio físico vieron mejorar su memoria, en comparación a su rendimiento inicial, y estos cambios en la función cognitiva estuvieron acompañados por un aumento en la concentración del BDNF.

Varios estudios de neuroimágenes han demostrado que el ejercicio físico se acompaña de un aumento de volumen cerebral. En uno de estos estudios, los investigadores asignaron al azar a 59 adultos mayores, bien a un grupo de ejercicio cardiovascular bien a un grupo de control de ejercicio no aeróbico (ejercicios de estiramiento y tonificación). Los investigadores examinaron el cerebro de los participantes, antes y después del período de entrenamiento. Después de seis meses, el volumen cerebral del grupo de ejercicio aeróbico aumentó en varias áreas, en comparación con el grupo de control. El aumento de volumen se produjo principalmente en las áreas temporales y frontales del cerebro, implicadas en el control ejecutivo y la memoria.

En otro ejemplo más reciente (2009), el equipo de Arthur Kramer observó la relación entre actividad física y el tamaño del hipocampo, una estructura cerebral crucial para la formación de la memoria. Midieron las condiciones cardiorrespiratorias de 165 adultos, de entre 59 y 81 años de edad, y también el tamaño del hipocampo de cada individuo, encontrando que las personas en mejores condiciones físicas tenían un hipocampo más grande, y que las personas con un hipocampo mayor también eran las que tenían una mejor memoria espacial.

En 2010, Kirk Erickson y sus colegas fueron incluso más lejos, demostrando que los niveles de actividad física pueden predecir el volumen cerebral nueve años más tarde. En este estudio, primero se evaluó la actividad física durante una semana. Las funciones cognitivas de los 300 participantes (con una media de 78 años) fueron analizadas al inicio y cuatro años más tarde; y se hicieron exploraciones cerebrales después de nueve años. Mayores niveles de actividad física al comienzo y a cuatro años predijeron un mayor volumen de materia gris nueve años más tarde. Este efecto se observó principalmente en las regiones prefrontales y temporales del cerebro, incluido el hipocampo, con lo cual se asoció con un menor riesgo de desarrollar Alzheimer o deterioro cognitivo leve.

ESTAR EN FORMA FÍSICA MEJORA LA SALUD COGNITIVA

Como estamos viendo, los cambios biológicos producidos en nuestro cerebro por el ejercicio físico a menudo se traducen en mejoras cognitivas medibles. Recientemente, un meta-análisis revisó once ensayos controlados aleatorios (ECA) con participantes sanos mayores de 55 años. De los once ensayos, ocho encontraron que los participantes en los grupos de entrenamiento físico mostraban una mejoría en la función cognitiva. Otro estudio reciente, incluyó a 170 personas de 50 años o más a quienes se les asignó al azar una intervención de ejercicio físico (50 minutos, 3 veces por semana, durante 24 semanas). El efecto del ejercicio físico sobre la cognición fue modesto, pero duradero durante un período de 18 meses.

En base a estudios como éstos podemos llegar a la conclusión de que el ejercicio físico puede aumentar la salud cognitiva, haciendo del ejercicio aeróbico uno de los elementos fundamentales en el estilo de vida del que todos podríamos beneficiarnos.

Un lector astuto recordará algo que mencionamos en el capítulo 2, acerca de observar cuidadosamente la relevancia personal de los grupos de participantes implicados en un estudio, preguntándose si los efectos beneficiosos del ejercicio para la función mental sólo aparecen en personas mayores. Mientras que muchas investigaciones se han centrado en las personas mayores, cada vez más estudios sugieren que la actividad física durante toda la vida puede tener un impacto positivo en el cerebro.

Dos estudios del 2010 de Arthur Kramer (cuya entrevista puede encontrar al final de este capítulo) examinaron el rendimiento cognitivo y el cerebro de niños de 9 y 10 años con mayor y menor aptitud física. En uno, los niños con mejores condiciones físicas rindieron mejor en una tarea que requería ignorar información irrelevante, y también presentaban un mayor ganglio basal, una región conocida por jugar un papel importante en el control cognitivo (por ej., en la preparación, iniciación, inhibición y cambios de respuesta). En el otro estudio, los niños con buena aptitud física desempeñaron mejor una tarea que requería la memorización de información que los niños con menor aptitud física. Los niños con mejores condiciones físicas también mostraron un hipocampo más grande, una estructura del cerebro que es clave para la formación de nuevas memorias.

Estos estudios sugieren que el ejercicio físico en niños se asocia con a) mejor rendimiento cognitivo y b) estructuras cerebrales más grandes (generalmente las responsables de la diferencia de rendimiento). Los resultados no mostraron una relación causal directa entre el ejercicio físico y el rendimiento cognitivo. Sin embargo, cuando se analizaron en contexto con los resultados provenientes de la población adulta, parece probable que exista un efecto causal.

Por último, si se está preguntando qué funciones específicas son optimizadas por el ejercicio físico, la respuesta de los distintos estudios parece ser: no todas, pero sí una amplia gama. Los beneficios parecen ser más grandes para las funciones ejecutivas (planificación, memoria de trabajo, inhibición, capacidad de multitarea, etc.). Esto es un punto clave, porque las estructuras del cerebro que apoyan estas funciones, principalmente la corteza pre-frontal, son precisamente las más sensibles a los cambios relacionados con la edad.

ESTAR EN FORMA ES CLAVE PARA LA PREVENCIÓN

Ahora que hemos establecido que el ejercicio físico favorece el funcionamiento cognitivo, la siguiente pregunta es si tiene algún efecto en cuanto a prevenir, o al menos retrasar, el deterioro cognitivo y la aparición de la enfermedad de Alzheimer.

Además del meta-análisis del NIH en 2010, una serie de estudios sobre los factores que pueden ayudar a retrasar la aparición del deterioro cognitivo y/o la demencia han identificado el ejercicio físico como un factor clave. Por ejemplo, un amplio estudio en el 2010 (más de 1.000 participantes), dirigido por Yonas Geda de la Clínica Mayo, demostró que incluso un nivel de ejercicio moderado estaba asociado con la reducción de las posibilidades de padecer Deterioro Cognitivo Leve. Otro amplio estudio, publicado en el 2009, siguió durante ocho años a 1.880 adultos sanos de 77 años de media, analizando sus funciones cognitivas cada 1,5 años. Encontraron que las personas más activas fueron las que menos riesgos presentaron.

El ejercicio físico también puede proteger contra otros tipos de enfermedades relacionadas con el cerebro. Richard Smeyne del Saint Jude Children's Research Hospital, en Memphis, encontró que comenzar un programa de ejercicio a una edad temprana es una manera eficaz de reducir el riesgo de desarrollar la enfermedad de Parkinson posteriormente. El mismo estudio encontró que, después de dos meses de ejercicio, incluso pacientes con Parkinson (que muestran una pérdida progresiva de las neuronas de dopamina) tenían más neuronas de este neurotransmisor . Niveles más altos de ejercicio demostraron ser mucho más beneficiosos que niveles más bajos, aunque cualquier ejercicio parecía mejor que nada.

En resumen, podemos concluir que el ejercicio físico puede reducir los riesgos de deterioro cognitivo y la enfermedad de Alzheimer (AD).

¿CUÁNTO EJERCICIO Y DE QUÉ TIPO?

A estas alturas, probablemente ya esté convencido de las numerosas virtudes del ejercicio físico para mantener y mejorar el rendimiento del cerebro. Ahora bien: ¿Cuánto ejercicio, y de qué tipo, debería realizar una persona normal en una semana típica?

En términos de frecuencia, parece que el mejor régimen incorpora, como mínimo, tres sesiones de 30 a 60 minutos por semana. En lo que respecta al tipo de ejercicio, las palabras clave a recordar son "ejercicio" y "aeróbico". El ejercicio físico incluye tanto ejercicio aeróbico (también conocido como "cardio") como ejercicio anaeróbico, distinguidos por su dependencia de diferentes fuentes de energía. Las actividades aeróbicas, como correr, nadar o andar en bicicleta, son por lo general de ligeras a moderada intensidad y de mayor duración, mientras que las actividades anaeróbicas, como el levantamiento de pesas, son de alta intensidad y corta duración. De las dos, el ejercicio aeróbico es el que, de momento, presenta más beneficios para su cerebro.

El ejercicio no tiene porque ser agotador, pero es preciso que constituya un esfuerzo para que lo podamos calificar como "ejercicio". Caminar por su casa u oficina puede tener efectos positivos en el cerebro, pero parece poco probable. Una actividad aeróbica aumenta su ritmo cardíaco y respiratorio, y esto no es probable que suceda si simplemente camina alrededor a un ritmo relajado. La actividad física y el ejercicio físico son realidades diferentes. La actividad física ocurre cada vez que nos movemos, ya sea al levantar un lápiz o andar a comprar el pan. El ejercicio físico se refiere a una actividad con esfuerzo de determinadas partes de nuestro cuerpo. Aunque ambos pueden aportar beneficios, es el ejercicio físico el que ayuda a incrementar la capacidad, la fuerza muscular, y el que con la ciencia disponible hoy, también aporta beneficios cerebrales.

¿Qué hay de los ejercicios no aeróbicos? La investigación sobre esta pregunta es más escasa, y menos concluyente, que la de su equivalente aeróbico. En 2009, un estudio reveló que doce meses de entrenamiento de resistencia, una o dos veces por semana, mejoró determinadas funciones ejecutivas (atención selectiva y resolución de conflictos). El estudio de seguimiento, al de un año, mostró que los individuos que participaron en el programa de ejercicios de entrenamiento de la resistencia habían mantenido los beneficios cognitivos.

El mismo equipo de investigadores también ha demostrado recientemente que, en comparación con el entrenamiento de ejercicios de equilibrio y para mantener el tono muscular, levantar pesas dos veces por semana durante seis meses, parece mejorar las funciones ejecutivas en un grupo de mujeres de entre 70 y 80 años de edad, aún entre aquellas con deterioro cognitivo leve. Si bien es alentadora la evidencia creciente que muestra que los ejercicios de resistencia pueden ser beneficiosos para el cerebro, debemos tener presente que dichas pruebas aún son escasas, comparadas con los numerosos estudios sobre el ejercicio aeróbico.

PUNTOS DESTACADOS DEL CAPÍTULO

- El ejercicio aeróbico puede mejorar una gran variedad de funciones cerebrales, especialmente las funciones ejecutivas apoyadas por la corteza pre-frontal (planificación, cambio de tareas, inhibición, etc.).

- Esto es posible porque el ejercicio físico produce cambios bioquímicos en el cerebro que estimulan la neuroplasticidad la producción de nuevas conexiones entre las neuronas e incluso entre las mismas neuronas nuevas.

- El ejercicio no tiene que ser agotador, pero tiene que ir más allá del caminar tranquilo. Para ser beneficioso, necesita elevar su ritmo cardíaco y aumentar su frecuencia respiratoria.

ENTREVISTAS:

- Dr. Arthur Kramer – Cuidado con llevar una vida sedentaria

- Dr. Yaakov Stern–¿Cómo interactúan los ejercicios físicos y los cognitivos?

Entrevista con el Dr. Arthur Kramer –
Cuidado con llevar una vida sedentaria

PRESENTACIÓN:

El Dr. Arthur Kramer es profesor del Departamento de Psicología en la Universidad de Illinois. También es miembro activo del Programa de Neurociencia de Campus, del Instituto Beckman y Director del Centro de Imágenes Biomédicas.

PUNTOS DESTACADOS:

- El ejercicio aeróbico, como mínimo de 30 a 60 minutos al día, tres veces por semana, tiene un efecto positivo en la salud cerebral.

- Lo ideal sería combinar la estimulación mental y física junto con la interacción social.

ELEGIR UN ESTILO DE VIDA QUE NOS AYUDE A MEJORAR NUESTRA SALUD CEREBRAL

Teniendo en cuenta lo que sabemos actualmente, ¿cuáles son los principales hábitos en el estilo de vida que pueden ayudar a mejorar la salud general del cerebro y a retrasar la enfermedad de Alzheimer?

En primer lugar, sea activo. Realice ejercicio físico. El ejercicio aeróbico, como mínimo de 30 a 60 minutos al día, 3 veces por semana, ha demostrado tener un efecto positivo sobre la salud cerebral en una gran variedad de estudios. Existen muchas preguntas en referencia al tipo de ejercicio, duración y magnitud de sus efectos, que aún no tienen respuesta. Pero no hay duda de que llevar una vida sedentaria no es bueno para nuestra salud cognitiva. El ejercicio cardiovascular parece tener un efecto positivo.

Segundo, manténgase intelectualmente activo a lo largo de la vida. Existe cantidad de investigaciones observacionales que muestran que realizar actividades más estimulantes mentalmente, reduce el riesgo de desarrollar los síntomas de la enfermedad de Alzheimer.

También sería ideal, que combinara la estimulación mental y física, junto con la interacción social (actividades con la familia, grupos o amigos). ¿Por qué no sale a dar un paseo con amigos para hablar sobre un libro? Todos llevamos una vida muy ocupada, de modo que cuanto más integradas e interesantes sean nuestras actividades, es más probable que las llevaremos a cabo.

¡Qué estupenda idea: un club caminante de lectura! Ahora bien, parte de la confusión que vemos hoy en día se debe a la búsqueda de una ''receta mágica'' que funcione para todo el mundo y resuelva todos los problemas, frente a un enfoque más completo e individualizado.

Estoy de acuerdo con la idea de que probablemente no hay una solución general que solucione todos los problemas cognitivos, sino que necesitamos una multitud de metodologías. No podemos olvidar, por ejemplo, los beneficios cognitivos que aporta dejar de fumar, el dormir, intervenciones farmacológicas adecuadas, una buena alimentación y las actividades sociales.

El ejercicio físico tiende a producir efectos más amplios sobre las diferentes formas de la percepción y la cognición, como hemos visto en el meta-análisis de los investigadores, Colcombe y Kramer, publicado en la revista Psychological Science en el 2003.

El entrenamiento cognitivo también funciona en una multitud de ámbitos que abarcan la cognición y la percepción—pero no ha mostrado que afecte a otras áreas del conocimiento más allá de las actividades entrenadas. No existe un tratamiento único. Aún no hay investigaciones concluyentes de cómo pueden interactuar los diferentes factores del estilo de vida. El Instituto Nacional Sobre el Envejecimiento está comenzando a patrocinar investigaciones dirigidas precisamente a esta cuestión.

¿Cuál es el mejor modo de explicar los beneficios relativos al ejercicio físico frente a los del ejercicio cognitivo? Parece claro que el ejercicio físico puede favorecer la neurogénesis (es decir, la creación de nuevas neuronas), mientras que el aprendizaje y los ejercicios cognitivos contribuyen a la supervivencia de dichas neuronas, así que parece ser que estos dos "pilares" son más complementarios que intercambiables.

Efectivamente, dado lo que sabemos hoy en día, recomendaría tanto las actividades intelectuales como el ejercicio físico. Gracias a una gran cantidad de experimentos con animales, sabemos que el ejercicio físico tiene multitud de efectos sobre el cerebro, más allá de la neurogénesis, incluido el incremento de varios neurotransmisores, de los factores de crecimiento nervioso y de la angiogénesis (formación de nuevos vasos sanguíneos).

FLEXIBILIDAD DEL CEREBRO DE LAS PERSONAS MAYORES

Hablemos ahora sobre su trabajo en el área del entrenamiento cognitivo de personas mayores.

Permítame primero darle algún contexto. Parece claro que, a medida que envejecemos, nuestras habilidades denominadas cristalizadas permanecen muy estables, mientras que las llamadas habilidades fluidas disminuyen. Un grupo específico de habilidades fluidas recibe el nombre de funciones ejecutivas, las cuales se encargan del control ejecutivo, la planificación, el manejo de situaciones ambiguas, establecer prioridades y manejar tareas múltiples. Estas habilidades son esenciales para que una persona pueda realizar, de manera independiente, las actividades cotidianas.

En varios estudios recientes analizamos si jugar a un videojuego de estrategia puede entrenar estas funciones ejecutivas y mejorarlas y vimos que practicar con un videojuego de estrategia (Rise of Nations Gold Edition) puede dar lugar no solamente a convertirse en un buen jugador de ese videojuego, sino también a producir beneficios en las funciones ejecutivas que no han sido entrenadas específicamente. Por ejemplo, encontramos mejoras significativas en procesos de cambio de tarea, memoria de trabajo, memoria visual a corto plazo y rotación mental. También observamos algunas mejoras, aunque limitadas, en la inhibición y el razonamiento.

Puedo darle más detalles al respecto: el promedio de edad de los participantes fue de 69 años, y el experimento duró unas 23 horas de entrenamiento. Solamente incluimos a personas que no habían jugado a ningún videojuego en dos años.

Este último criterio es muy interesante. Un buen ''ejercicio mental'' requiere novedad, variedad y reto. Por tanto, si usted toma adultos que tengan 69 años y no han jugado con un videojuego en dos años, ¿cómo sabe que los beneficios conseguidos son consecuencia de haber jugado con este videojuego en particular, y no del desafío de una tarea nueva y compleja en general?

Excelente pregunta. Lo cierto es que no lo sabemos, ya que teníamos un grupo de control en la "lista de espera". En el futuro, quizás deberíamos comparar diferentes videojuegos con otras actividades estimulantes mentalmente, y ver qué método es más eficiente.

En cualquier caso, su estudio refuerza un punto muy importante: el cerebro de personas mayores puede, y de hecho lo hace, aprender nuevas habilidades.

Así es. El ritmo de aprendizaje de los adultos mayores puede ser más lento, y pueden beneficiarse de una instrucción más explícita; pero, desde el punto de vista de la sociedad, es un enorme desperdicio de talento no garantizar que los adultos mayores se mantengan activos y productivos.

En otro estudio reciente investigamos esta pregunta: ¿Puede la edad, por sí sola, ser un obstáculo para el desempeño de las funciones profesionales de un controlador aéreo? Y la respuesta es: la edad en sí misma, dentro del rango que hemos estudiado, no es un obstáculo. Nuestros resultados sugieren que los adultos mayores pueden ser capaces de desempeñar sus funciones, incluso a un alto nivel de competencia, en tareas exigentes donde han acumulado abundante experiencia.

Entrevista con el Dr. Yaakov Stern–¿Cómo interactúan el ejercicio físico y el ejercicio cognitivo?

PRESENTACIÓN:

El Dr. Yaakov Stern es Director del Departamento de Neurociencia Cognitiva del Centro Sergievsky, y Profesor de Neuropsicología Clínica de la Facultad de Medicina y Cirugía de la Universidad de Columbia, en Nueva York. El Dr. Stern es un uno de los principales investigadores de la reserva cognitiva

PUNTOS DESTACADOS:

- El ejercicio físico y el cognitivo son sinérgicos: las personas pueden beneficiarse más del entrenamiento cognitivo cuando hacen ejercicio físico, ya que el ejercicio puede ayudar al cerebro a ser más receptivo a este entrenamiento y viceversa.

¿Qué piensa usted de los recientes estudios que muestran que las personas que se mantienen mentalmente activas desde la infancia, y a lo largo de sus vidas, desarrollan menos placas amiloideas (la patología de Alzheimer)?

Me parecen muy interesantes. El concepto de reserva cognitiva explica cómo la educación, el trabajo y las actividades lúdicas pueden estar relacionadas con la susceptibilidad a los síntomas de la enfermedad de Alzheimer una vez que la patología aparece. Los nuevos estudios parecen ir más allá, mostrando que determinadas actividades de nuestra vida pueden reducir incluso la patología en sí. Pero aún hay mucho trabajo por hacer para comprender cómo la exposición a ciertas actividades durante la vida puede afectar al desarrollo de la enfermedad de Alzheimer. Lo que está claro es que la estimulación cognitiva y el ejercicio ayudan a moldear el cerebro durante toda la vida.

¿Cómo se vinculan estos descubrimientos con su trabajo?

Estas observaciones han contribuido al diseño de dos estudios de intervención que estoy llevando a cabo. Uno de ellos compara personas que participan en un ejercicio aeróbico frente a los de estiramiento y tonificación, durante seis meses. Estamos comparando estas dos formas de ejercicio físico, para ver cuál es más beneficioso. Antes y después de este periodo de ejercicios, los participantes se someten a una amplia evaluación cognitiva y a un examen de neuroimágenes, que nos ayudará a comprender los cambios en el cerebro que se asocian a cualquier mejora cognitiva que veamos. Estamos reclutando a personas de 30 a 45, y de 50 a 65 años de edad.

¿Son las prioridades y las intervenciones probablemente las mismas en esos dos grupos de edad?

Eso es exactamente lo que quisiera averiguar. Los estudios con animales y algunos estudios de jóvenes adultos sugieren que el ejercicio puede afectar el cerebro y la cognición a cualquier edad. El objetivo de mi estudio es ver si tiene una eficacia similar en individuos jóvenes y mayores, y si la base neural para la mejora es la misma para estos grupos de edad. En el segundo estudio en curso, examinamos los beneficios relativos del ejercicio físico y del ejercicio cognitivo.

¿Ve usted al ejercicio físico y al cognitivo como ingredientes excluyentes o sinérgicos?

Mi opinión es que son sinérgicos. Sabemos que tanto el ejercicio físico como la estimulación cognitiva afectan al propio cerebro. Por ejemplo, ambos regulan una sustancia química responsable del aumento de plasticidad sináptica. La ventaja que yo veo al entrenamiento cognitivo, es que puede mejorar las funciones cognitivas específicas. Puede ser que nos beneficiemos más del entrenamiento cognitivo cuando realizamos ejercicio físico. Para probar esta idea, estamos llevando a cabo otro estudio, donde los participantes practican tanto con videojuegos diseñados a mejorar la función cognitiva (específicamente, la asignación de atención), como realizando ejercicios físicos. Este estudio está abierto a personas de 60 años y mayores. Una característica única de nuestros dos estudios, es que nos hemos asociado con todos los centros YMCA en Manhattan para que los participantes puedan llevar a cabo sus sesiones de ejercicio en cualquier lugar que les sea conveniente.

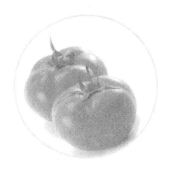

CAPÍTULO 4

LA IMPORTANCIA DE LO QUE COMEMOS Y BEBEMOS

Hemos dejado claro que el ejercicio físico contribuye significativamente a una buena salud cerebral. ¿Qué podemos decir sobre lo que comemos y bebemos? ¿Puede la alimentación influir en el funcionamiento y crecimiento del cerebro? En caso afirmativo, ¿qué directrices y hábitos pueden ayudar a mejorar la salud y el rendimiento de su cerebro?

UN ROMPECABEZAS

Aquí va un rompecabezas: si inyectamos un colorante azul en el torrente sanguíneo de un animal (o un ser humano), ¿qué cree usted que sucederá? Como es de esperar, la sangre de todo el cuerpo se teñirá de azul…con la excepción del cerebro y la médula espinal. Esto es debido a la presencia de la barrera hematoencefálica (BHE), que es semipermeable y evita que algunos elementos presentes en la sangre, como las bacterias, entren en el cerebro. Las células de esta barrera trabajan para mantener un medio interno constante para el cerebro, y a la vez permitir la difusión de moléculas esenciales hacia el mismo.

El oxígeno y la glucosa son dos de las moléculas esenciales que sí pueden atravesar la barrera hematoencefálica. La cantidad de energía que consume el cerebro es sorprendente, dado que representa alrededor del 2% del peso total del cuerpo: el funcionamiento del cerebro supone un 20% del consumo de oxígeno total del cuerpo y un 25% de la glucosa total del cuerpo.

La glucosa, una forma de azúcar, es un combustible fundamental para el cerebro. Debido a que las células del cerebro no pueden almacenar la glucosa, dependemos del flujo sanguíneo para conseguirla. La glucosa en la sangre proviene principalmente de los hidratos de carbono, presentes en los almidones y azúcares que consumimos en forma de cereales, frutas, verduras y productos lácteos. Los hidratos de carbono complejos, que suelen aparecer en los alimentos naturales, se descomponen más lentamente. Los hidratos de carbono simples, que se encuentran en la mayoría de los alimentos procesados y azucarados, se descomponen de forma más rápida y son liberados velozmente en el torrente sanguíneo. Esta es la razón por la que los alimentos azucarados elevan rápidamente su nivel de azúcar en sangre, proporcionándole un rápido estímulo al cerebro. Pero éste es un efecto de corta duración, e ineficiente. Como las neuronas no pueden almacenar glucosa, éstas agotan rápidamente su combustible.

En resumen, nuestro cerebro necesita glucosa para funcionar, y existen diferentes formas de obtenerla, con algunos de los alimentos (principalmente los naturales) proporcionando una fuente de combustible más constante que otros (como los alimentos procesados y azucarados). Ésto tiene consecuencias muy importantes para el rendimiento del cerebro, y establece lo que comemos y bebemos como otra pieza fundamental a considerar.

EFECTOS DE LA NUTRICIÓN A CORTO Y LARGO PLAZO

¿Puede lo que comemos afectar a nuestro funcionamiento en un corto plazo? La respuesta, como hemos visto, es que sí. Numerosos estudios han demostrado que el tipo de alimentación puede mejorar el rendimiento de la memoria y otras funciones cerebrales. Por ejemplo, en un estudio en 2010, los científicos suministraron 50g de glucosa ó 50g de sacarina (como placebo para el grupo de control) a adultos mayores sanos que habían ayunado durante doce horas. Como resultado, las personas que tomaron la glucosa mejoraron su control atencional respecto al grupo de control.

Lo que importa a largo plazo es el tipo de alimentación que seguimos a lo largo de nuestra vida. La dieta mediterránea es noticia con bastante frecuencia, como una dieta estupenda para la salud del cerebro. Generalmente este tipo de alimentación incluye un alto consumo de verduras, frutas, cereales y grasas no saturadas (principalmente el aceite de oliva), un bajo consumo de productos lácteos, carne y grasas saturadas, un consumo moderado de pescado y un consumo regular pero moderado de alcohol. Varios estudios han demostrado que la dieta mediterránea está asociada con una mejor salud general, así como con una mejor salud cerebral, con la reducción del riesgo de la enfermedad de Alzheimer y un deterioro cognitivo más lento. Todo ello fue confirmado por el riguroso meta-análisis del NIH en el 2010 que comentamos en el segundo capítulo.

En 2009, Nikolaos Scarmeas, Yaakov Stern, y sus colegas de la Universidad de Columbia analizaron si esta dieta también podía beneficiar a personas con Deterioro Cognitivo Leve (DCL). El término DCL se aplica a individuos que se encuentran en la etapa de transición entre el envejecimiento normal y la enfermedad de Alzheimer (EA) u otros tipos de demencia (con el tiempo, las personas con DCL pueden o no desarrollar demencia). El estudio duró aproximadamente cinco años, y en él participaron 1.393 personas cognitivamente normales (2/5 de las cuales desarrollaron DCL durante el estudio) y 482 participantes con DCL (106 de los cuales desarrollaron EA durante el estudio). Los datos mostraron que para los individuos cognitivamente normales, seguir la dieta mediterránea estaba asociada con un menor riesgo de desarrollar DCL. Por otro lado, para las personas ya con DCL, el seguir la dieta mediterránea estaba asociado con un menor riesgo de transición del DCL a Alzheimer. Desde el punto de vista de un posible mecanismo, la dieta mediterránea puede mejorar los niveles de colesterol, los niveles de azúcar en sangre y la salud de los vasos sanguíneos en general, así como reducir la inflamación (gracias al elevado consumo de antioxidantes), factores que influyen de forma positiva sobre el riesgo de deterioro cognitivo leve y demencia.

De modo que, ¿es necesario vivir en el Mediterráneo para mantener una buena salud cerebral? No necesariamente. Se puede seguir estos fundamentos en cualquier parte del mundo. De hecho, muchos de los estudios que muestran los beneficios de la dieta mediterránea se han realizado en comunidades tan alejadas del Mediterráneo como la zona norte de Manhattan.

LOS ÁCIDOS GRASOS OMEGA-3 Y LOS ANTIOXIDANTES

Aunque ya hemos hablado sobre la importancia de la glucosa para conservar las funciones cerebrales adecuadamente, existen un gran número de moléculas esenciales para el buen funcionamiento del cerebro.

El cerebro es un órgano graso: las grasas están presentes, por ejemplo, en las membranas de las neuronas, ayudándolas a mantenerse flexibles. Los dos grupos más importantes de ácidos grasos son el omega-3 y el omega-6, los cuales presentan diferentes propiedades químicas y biológicas en relación a sus funciones nutricionales. El ácido docosahexaenoico, o DHA, es el ácido graso omega-3 más abundante en las membranas de las células del cerebro.

Nuestro cerebro depende de lo que comemos para obtener los ácidos grasos que necesita. En general, una dieta saludable debe contener una proporción equilibrada de ambos ácidos grasos, omega-3 y omega-6. Lamentablemente, hoy en día, la mayor parte de la población en Europa y EE.UU. consume demasiados ácidos omega-6 y muy pocos omega-3. Los ácidos grasos omega-3 se encuentran en el pescado de agua fría (como el salmón y el atún), el kiwi y en algunos frutos secos (las semillas de lino, las nueces). Los omega-6 pueden encontrarse en algunas semillas y frutos secos, y en los aceites extraídos de ellos (el aceite de girasol, maíz, soja y de sésamo).

Otro factor de la nutrición que se ha hecho muy popular para la salud cerebral, es el consumo de un grupo de moléculas conocidas como antioxidantes, que incluyen algunas vitaminas comunes. En general, el cerebro es altamente susceptible a una forma de desgaste molecular conocido como daño oxidativo, causado por moléculas cargadas eléctricamente denominadas radicales libres que dañan el ADN celular. Los antioxidantes pueden evitar este daño, neutralizando los radicales libres.

Estos antioxidantes se encuentran en una gran variedad de alimentos: el ácido alfa lipoico se encuentra en las espinacas, el brócoli y las patatas; la vitamina E en los aceites vegetales, frutos secos y verduras de hoja verde; la vitamina C en los cítricos, en varias plantas y vegetales. Las bayas son muy conocidas por su capacidad antioxidante, pero aún no está claro cuáles de sus múltiples componentes afectan a la cognición.

Los alimentos ricos en antioxidantes se han hecho muy populares debido a sus supuestos efectos positivos sobre la función cerebral. El consumo de vegetales, especialmente los de hoja verde, y las frutas en un menor grado, parece estar asociado con menores tasas de deterioro cognitivo y un menor riesgo de desarrollar demencia. Sin embargo, el meta-análisis del NIH de 2010 demostró que los suplementos antioxidantes no tienen efectos sobre la salud cognitiva, así que vamos a detenernos un momento en este punto.

SUPLEMENTOS: ¿BUENOS, MALOS O INEFICACES?

Al igual que muchas personas, puede que usted haya considerado comprar suplementos nutricionales. Es realmente difícil obtener todos los nutrientes importantes a través de nuestra dieta normal. Los suplementos pueden ser de gran valor cuando se identifica una carencia – o deficiencia – de un nutriente específico. Sin embargo, los productos más vendidos en esta categoría son los suplementos vitamínicos y herbales generales que, supuestamente, mejoran la memoria y la "potencia cerebral".

Hasta la fecha, ningún suplemento ha demostrado de forma concluyente, mejorar el funcionamiento cognitivo, frenar el deterioro cognitivo o retrasar los síntomas de la enfermedad de Alzheimer, más allá del efecto placebo. Éste fue uno de los principales resultados del meta-análisis del NIH en 2010, el cual dice, por ejemplo, que existe una alta evidencia de que el ginkgo biloba no está asociado con un menor riesgo de la enfermedad de Alzheimer. De hecho, la mayoría de los últimos hallazgos asociados con este suplemento de venta libre y muy conocido por "mejorar la memoria", no muestran ningún beneficio más allá del efecto placebo (en otras palabras, la creencia por sí misma de que algo nos puede ayudar, pero eso no significa que ese "algo" realmente funcione de modo objetivo).

Por ejemplo, un experimento en 2008, en el que participaron 2.587 voluntarios de 75 años de edad o mayores con cognición normal, mostró que dosis de 120 mg de ginkgo biloba, dos veces al día, no presentaban ninguna eficacia en reducir la tasa de incidencia general de la demencia. Al año siguiente, otro estudio confirmó que dosis de 120 mg de ginkgo biloba, dos veces al día, no disminuyen la incidencia de la demencia, ya sea en individuos sanos o en aquéllos con Deterioro Cognitivo Leve (DCL). Otro ensayo controlado aleatorio, que siguió a 3.069 participantes durante un promedio de seis años, concluyó que el uso de ginkgo, 120 mg dos veces al día, no se traduce en un menor deterioro cognitivo en adultos mayores (72-96 años), independientemente de si éstos presentaban una cognición normal o DCL.

De la misma manera, hay una gran cantidad de pruebas que demuestran que las vitaminas B12, E, C y el beta caroteno no tienen efecto sobre los riesgos de la enfermedad de Alzheimer y el deterioro cognitivo. El ácido fólico es el único suplemento que parece disminuir potencialmente el riesgo de la enfermedad de Alzheimer, pero no se asocia con una disminución del riesgo de deterioro cognitivo en general.

Un motivo adicional para ser cautelosos con los suplementos es el hecho de que se ha demostrado que algunos de ellos contrarrestan los efectos de medicamentos con o sin receta. Por ejemplo, en el 2001, Stephen Piscitelli y sus colegas del Instituto Nacional de la Salud mostraron una interacción significativa entre la hierba de San Juan (hypericum perforatum), un producto herbal vendido como suplemento dietético, e Indinavir, utilizado para tratar la infección por el VIH. Esa hierba también puede causar interacciones negativas con fármacos quimioterapéuticos para el cáncer y otros.

¿AFECTA LO QUE BEBEMOS A NUESTRO CEREBRO?

El café y el alcohol son dos tipos de bebida que se han investigado muchas veces con referencia a la salud cerebral.

La cafeína pertenece a un grupo químico denominado las xantinas, y tiene el efecto de acelerar las neuronas a corto plazo. Este incremento en la actividad neuronal provoca la liberación de la hormona adrenalina, la cual afecta a su cuerpo de varias formas: aumenta el ritmo cardíaco, eleva la tensión arterial, dilata los conductos respiratorios y libera azúcar en el torrente sanguíneo para conseguir energía extra. De manera que en dosis moderadas (algunas tacitas de café al día), la cafeína aumenta el estado de alerta.

La otra pregunta es, ¿tomar café regularmente, beneficia o perjudica nuestra salud cerebral de por vida? La respuesta, por ahora, combina buenas y malas noticias para los consumidores de café. Las buenas son que la mayoría de los resultados a largo plazo son más positivos que negativos, de forma que no parece que produzca un daño claro. Las malas son que no existen resultados concluyentes sobre si la cafeína posee algún efecto beneficioso a largo plazo, para retrasar el deterioro cognitivo relacionado con la edad o la demencia.

Otra molécula que afecta al cerebro es el alcohol. Sabemos que el consumo excesivo de alcohol daña el cerebro. Sin embargo, los efectos de un consumo moderado no están claros. El reciente meta-análisis del NIH demostró que los bebedores ligeros y moderados pueden tener un menor riesgo de deterioro cognitivo, pero los resultados no son consistentes. Sin embargo, los resultados son más consistentes cuando se considera el efecto del consumo de alcohol sobre los riesgos de la enfermedad de Alzheimer (EA). El mismo meta-análisis concluyó que los bebedores ligeros a moderados, presentan un menor riesgo de EA en comparación con los no bebedores. Hay que tener en cuenta que, puesto que la mayoría de los estudios analizan el consumo de alcohol en personas adultas, no está claro si lo que afecta al riesgo de demencia es el consumo tardío o el consumo a través de la edad.

Hasta que no entendamos por completo los efectos del alcohol a largo plazo, la explicación más verosímil, es que el alcohol disminuye la tasa de enfermedades cardiovasculares. Esto se debe a que el alcohol produce un aumento del colesterol HDL (el colesterol bueno) y una reducción de los factores que pueden causar trombosis (coagulación de la sangre). Por tanto, el consumo moderado de alcohol podría ayudarnos a conservar el sistema vascular del cerebro y evitar embolias, dando lugar a un mejor nivel de cognición y menor riesgo de demencia.

DIABETES, OBESIDAD Y COGNICIÓN

Como muy bien apunta el Dr. Larry McCleary (cuya entrevista puede leer al final de este capítulo), muy pocas personas son conscientes de que una de las primeras características del Alzheimer es la disminución en la capacidad del cerebro para utilizar la glucosa de manera eficiente. Esta disfunción es la clave fundamental de la diabetes, de tal modo que algunos neurólogos se refieren a la enfermedad de Alzheimer como Diabetes Tipo 3. El reciente y amplio meta-análisis de la NIH muestra que la diabetes está asociada con un mayor riesgo de deterioro cognitivo y de desarrollar la enfermedad de Alzheimer. Por tanto, la diabetes es un factor de alto riesgo para la disfunción cognitiva. Esto puede ser debido a que la enfermedad microvascular (que afecta a los vasos sanguíneos a muy pequeña escala) es el sello distintivo de un pobre control glucémico en personas con diabetes. Otra posibilidad es que la hiperglucemia (nivel alto de azúcar en sangre) puede alterar el flujo sanguíneo en el cerebro. Saber ésto es importante, ya que ser consciente de que la diabetes afecta a la cognición puede capacitar a los pacientes para que traten de compensarla, mediante cambios en el estilo de vida o medidas enfocadas a mejorar la cognición y/o reducir los riesgos del deterioro cognitivo y la demencia.

La naturaleza de la relación entre el peso y la cognición no está clara. Los pocos estudios que han analizado la asociación entre el peso y el deterioro cognitivo no son concluyentes. También hemos visto resultados contradictorios en estudios analizando la relación entre la obesidad y los riesgos de la enfermedad de Alzheimer: algunos muestran un incremento de los riesgos y otros una disminución de los mismos. Puede que el efecto del peso en la cognición sea reducido. Puede ser que un índice alto de masa corporal indique un mayor riesgo de demencia temprana, pero a una edad más avanzada pueda indicar un menor riesgo. Una explicación para este hallazgo es que, como estas asociaciones no implican una relación causal, la pérdida de peso podría ser un signo precoz de la demencia (en lugar de un factor de riesgo).

Una revisión reciente de 38 estudios sugiere que puede haber una relación entre la obesidad y la cognición. Las personas obesas tienden a presentar un menor rendimiento en la planificación, el razonamiento y en la resolución de problemas (las denominadas funciones ejecutivas). Esto puede influir en la conducta alimentaria y agravar el aumento de peso. A su vez este aumento puede tener una influencia negativa sobre el cerebro mediante mecanismos biológicos (tales como inflamación, elevación de los lípidos, y/o resistencia a la insulina). Tenga en cuenta que no está claro si la obesidad es una causa o una consecuencia de estos déficits cognitivos, lo que significa que la decisión más inteligente y segura sería cuidar de un modo activo tanto la nutrición como la cognición, no sólo una u otra.

PUNTOS DESTACADOS DEL CAPÍTULO

- El cerebro constituye sólo el 2% del peso total del cuerpo, pero representa el 20% del consumo de oxígeno y el 25% del consumo total de glucosa. Por ello, lo que comemos y bebemos puede afectar nuestro buen funcionamiento cognitivo.

- La dieta mediterránea (con un alto consumo de verduras, frutas, cereales, moderado de pescado y de alcohol, y un bajo consumo de productos lácteos, carne) ayuda a reducir los riesgos del deterioro cognitivo y Alzheimer.

- Los suplementos nutricionales no parecen mejorar de forma eficaz y segura la cognición en personas sanas; lo que importa es una dieta equilibrada y saludable.

ENTREVISTAS

- Dr. L. McCleary–Una estrategia multifacética para la salud cerebral

Entrevista con el Dr. Larry McCleary – Una estrategia multifacética para la salud cerebral

PRESENTACIÓN:

El Dr. Larry McCleary es Exjefe del Departamento de Neurocirugía Pediátrica del Hospital Infantil de Denver, y autor del libro *The Brain Trust Program (2007)*.

PUNTOS DESTACADOS

- La salud cerebral requiere un enfoque holístico que implica una nutrición adecuada, actividades cerebrales estimulantes, ejercicio físico y reducción del estrés.

- A cualquier edad podemos hacer cosas para mejorar el funcionamiento de nuestros cerebros.

LA SALUD CEREBRAL ESTÁ AL ALCANCE DE TODOS

Como neurocirujano, ¿cómo surgió su interés por la divulgación en el campo de la salud cerebral?

Surgió porque soy un niño nacido durante el *baby boom* de la postguerra, y estoy tratando de maximizar mi propia salud cerebral. Además, existe una gran cantidad de excitantes investigaciones de cómo podemos ser proactivos en este sentido. Esta información debe ser difundida y me gusta ayudar en este proceso.

¿Cuál es la idea más importante, relacionada con el cerebro, que le gustaría que cualquier persona entendiera por completo?

El mensaje más importante en relación con la salud cerebral es que hoy en día sabemos que no importa su edad o estado cerebral, hay muchas cosas que usted puede hacer para mejorar de manera significativa el funcionamiento de su cerebro y frenar el envejecimiento del mismo. Lo que es especialmente importante es el hecho de que, a diferencia de muchas otras cosas en la vida, nuestra salud cerebral se encuentra, en gran medida, bajo nuestro control.

LA NUTRICIÓN DE NUESTRO CEREBRO

¿Cuáles son los elementos más importantes para mantener, si no mejorar, nuestro cerebro?

Yo abordo esta cuestión como un atleta que se prepara para una competición. Los atletas profesionales utilizan una estrategia global u holística. Esto también es lo que se requiere para tener un cerebro sano. No debe sorprendernos aquello de ''lo que es bueno para el cuerpo, también lo es para la mente.'' Así es como han evolucionado nuestro cuerpo y nuestro cerebro.

En consecuencia, creo que los componentes principales de una completa estrategia para la salud cerebral son una nutrición adecuada, actividades estimulantes para el cerebro, ejercicio físico y la reducción del estrés.

¿Cómo podemos alimentar nuestro cerebro?

El principal combustible de nuestro cerebro es la glucosa. El signo más precoz de la demencia en general y de la Enfermedad de Alzheimer (EA) en particular, es una disminución de la capacidad del cerebro de utilizar la glucosa eficazmente. Por ello algunos neurocientíficos se refieren a la EA como diabetes Tipo 3, debido a la incapacidad de utilizar la glucosa de manera adecuada en dicho trastorno. Esto tiene sentido porque las personas con diabetes presentan cuatro veces más posibilidades de padecer EA.

El cerebro en un órgano graso. Las grasas más importantes son aquellas que se encuentran en las membranas de las células nerviosas, cuya presencia las mantiene flexibles. Tanto los ácidos grasos omega-3 como omega-6 presentan la característica de ser muy frágiles, de manera que tienden a oxidarse, y ponerse rancios fácilmente.

En base a estas observaciones, recomiendo una dieta que contenga pescado graso, verduras y ensaladas, frutas que no contengan almidón (como los frutos rojos) y frutos secos.

LOS PILARES DE LA SALUD CEREBRAL

¿Qué importancia tiene la estimulación intelectual del cerebro?

La estimulación del cerebro es vital para aumentar la neuroplasticidad (la continua capacidad del cerebro de "recablearse" a sí mismo) y la neurogénesis (la formación de nuevas células nerviosas). Para ello sirven las actividades escolares, las desarrolladas en el trabajo, las actividades de ocio, y por supuesto, el entrenamiento cerebral adecuado. La clave en cualquier actividad es incluir novedad (para animar a ir más allá de la rutina) y variedad de retos.

¿Qué puede usted decir del papel de la actividad física?

El ejercicio físico promueve la circulación de sangre adicional y oxígeno hacia el cerebro y mucho más. También genera cambios en las neuronas. Éstas producen más neurotrofinas, que son compuestos que aumentan la formación de nuevas neuronas y mejoran su conectividad, mejorando con ello la resistencia de nuestras neuronas al envejecimiento. Yo recomiendo un entrenamiento mixto para su cerebro, comenzando con un buen programa aeróbico combinado con ejercicios de resistencia (como el entrenamiento con pesas) y componentes de velocidad y agilidad como saltar a la cuerda, jugar al ping-pong, gimnasia y ejercicios de equilibrio.

¿Qué importancia tiene reducir el estrés?

El estrés crónico e incesante destruye las neuronas, lo cual es especialmente perjudicial para la memoria. De manera que debemos incluir un componente de reducción del estrés en nuestra estrategia para una salud cerebral óptima.

También es importante ser consciente de los efectos secundarios de algunos medicamentos. Los hay que disminuyen el nivel de importantes nutrientes para el cerebro, tales como la vitamina B y la coenzima Q10. Además existen gran cantidad de medicamentos comunes, muchos sin receta médica, que poseen actividad anticolinérgica. Esto puede dañar el funcionamiento de uno de los neurotransmisores de la memoria más importantes en el cerebro – la acetilcolina. Consulte a su médico a este respecto.

CONSEJOS PARA LOS PROFESIONALES DE LA SALUD

¿Qué sugerencias le daría usted a otros profesionales de la salud?

Del mismo modo que comentan con sus pacientes los factores de riesgo cardíaco y cómo controlarlos, deberían también aconsejarles medidas para conservar y promover una buena salud cerebral, como las citadas anteriormente.

¿Cuál es el último hallazgo o reflexión, procedente de su trabajo o del de otros, que le gustaría compartir con personas de todas las edades, sobre cómo mantener/ mejorar su propia salud cerebral?

La revista médica "British Medical Journal" publicó recientemente una importante observación que debe darse a conocer del modo más amplio posible. La esperanza de vida sigue aumentando, y entender el envejecimiento cognitivo es una de las cuestiones más apremiantes de nuestro tiempo. Al igual que en el artículo del BMJ, la quinta edición del borrador del Manual de Diagnóstico y Estadística de las Enfermedades Mentales (www.dsm5.org) sugiere reemplazar demencia por "trastorno neurocognitivo mayor" y "menor", un cambio que posiblemente dirija la atención a un mejor entendimiento del efecto de la edad sobre la cognición. Esto identifica los factores determinantes del deterioro cognitivo y la medida en que las trayectorias cognitivo funcionales pueden ser modificadas.

Todo ésto es particularmente importante porque los tratamientos para las enfermedades catalogadas como demencia han mostrado muy pocos beneficios sintomáticos, y ningún efecto curativo de los factores subyacentes que causan la enfermedad. Por ello existe un gran esfuerzo por desarrollar herramientas de diagnóstico que identifiquen aquellos pacientes con riesgo de encontrarse en la fase temprana de la enfermedad, y por poder ofrecer una actuación precoz en la ventana terapéutica–

presuntamente antes que se produzca una pérdida significativa de tejido cerebral.

El artículo del British Medical Journal presenta resultados convincentes que identifican el declive cognitivo progresivo ¡observable ya desde los 45 años! Puesto que la mayoría de los investigadores creen que los resultados adversos cognitivos, como el Alzheimer, son la consecuencia de procesos a largo plazo que abarcan de 20–30 años, el menor umbral de edad para el deterioro cognitivo identificado en el artículo del BMJ sugiere que deberíamos prestar atención a nuestra salud cerebral desde edades más tempranas que lo que hacemos, o no hacemos, en la actualidad.

El lector, al igual que yo y que cada autor de este libro, sólo vive una vez y solamente tiene un cerebro. Espero que esta información sirva como toque de atención para empezar hoy, sin esperar a mañana, a protegerlo y mantenerlo.

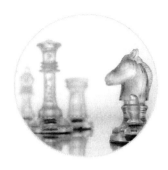

CAPÍTULO 5

¡OH, CUÁN LEJOS LLEGARÁS!

Todos hemos oído el concepto de "úselo o piérdalo". Hoy en día, la frase se aplica con frecuencia al cerebro y sus capacidades, y la idea básica tiene mucho sentido, especialmente teniendo en cuenta la plasticidad de nuestro cerebro a lo largo de la vida. Lo que es más importante, y menos común, es una discusión detallada de la efectividad de diferentes formas de "usar" nuestro cerebro y mente. ¿Son todas las maneras de "usarlo" igualmente válidas y beneficiosas?

BENEFICIOS ESTRUCTURALES DEL DESAFÍO MENTAL

Como vimos en el Capítulo 1, el principio de que "células que se activan juntas, se fortalecen juntas" dirige el desarrollo del cerebro. Las neuronas que se activan con frecuencia al mismo tiempo, tienden a conectarse y asociarse de forma estrecha, o "cablearse". Cuanto más a menudo se activen juntas, más fuertes serán las conexiones entre las neuronas existentes entre sí, y también entre las pre-existentes y las nuevas – lo cual es muy importante para ayudar a que las neuronas creadas recientemente "se conecten" a las redes existentes. En cambio, cuanto menos se active una red de neuronas, más débiles serán sus conexiones, y más probable será que las neuronas mueran por falta de uso. En otras palabras, el uso de las redes neuronales refuerza las conexiones y produce el crecimiento de nuevas. Pero, como veremos a continuación, no todas las actividades mentales afectan del mismo modo a las redes neuronales.

Actividad mental frente a desafío mental

La actividad mental se produce en todo momento, tanto si usted está soñando, leyendo un libro o viendo un programa de televisión. Nuestro cerebro siempre está activo, incluso cuando descansamos.

Sin embargo, sería un error suponer que cualquier actividad es suficiente para mejorar nuestras capacidades mentales, del mismo modo que sería un error confundir actividad física y ejercicio físico. La actividad física se produce siempre que se realiza cualquier acción que implique mover parte de su cuerpo, ya sea cepillarse los dientes o mover las manos mientras habla. El ejercicio físico (por ej. jugar al fútbol) se refiere a un tipo de actividad física que requiere un esfuerzo, un reto, para determinadas partes y músculos de nuestro cuerpo. Aunque tanto la actividad física en general como el ejercicio físico en particular pueden aportar beneficios, es éste último el que ayuda a aumentar la capacidad y resistencia muscular, contribuyendo a mantenernos en forma y a rendir mejor. Del mismo modo, es necesario ir más allá de la mera actividad mental para generar mejoras significativas en el cerebro. Aprender y dominar nuevas habilidades es lo que crea y refuerza las conexiones neuronales, y nosotros podemos estimular el aprendizaje realizando actividades que supongan un reto y rompan con lo rutinario y familiar.

Un estudio en 2006, dirigido por Susan Landau y Mark D'Esposito de la Universidad de California en Berkeley, ilustra muy bien esta cuestión. A los participantes se les enseñó una serie de escalas para tocar en el piano, registrándose al mismo tiempo su actividad cerebral. Las redes neuronales implicadas en la ejecución de la tarea mostraron mayor actividad mientras los participantes aprendían la secuencia. Después de aprenderla, la actividad disminuyó considerablemente. Mientras más se practica, se establece una rutina, y las neuronas no tienen que trabajar tan duro.

Intentar aprender algo fundamentalmente nuevo nunca es fácil, porque supone salir de nuestras zonas de confort – y precisamente ésta es una de las razones por las que dedicamos el Capítulo 7 al manejo del estrés y al aumento de la capacidad de adaptación. Participar en una nueva y desafiante actividad a menudo requiere enfrentar el miedo al fracaso y al cambio. Ahora bien, una actividad desafiante para una persona puede suponer desde una tarea imposible hasta una nimiedad para otras. Quien mejor valora el grado de desafío de una actividad es la persona que tratará de afrontarlo. Cualquiera que sea la actividad, el objetivo es estar expuestos a la novedad y a mayores niveles de desafío, para que la tarea nunca llegue a ser demasiado fácil o rutinaria, pero sin llegar a niveles excesivos de estrés que pueden ser contraproducentes.

En otras palabras, puede que el mejor consejo sea proteger a lo largo de nuestras vidas ese bonito espíritu de la curiosidad y la aventura reflejados en el clásico libro para niños ¡Oh, cuán lejos llegarás!

Desafío pero también variedad

Muchas personas creen que están haciendo lo mejor por su cerebro al realizar un crucigrama o un sudoku. Pero tales rompecabezas sólo activan una gama muy pequeña de habilidades cognitivas, y la evidencia demuestra que el beneficio es escaso. Un estudio en 1999 mostró que una mayor destreza en resolver crucigramas no modifica los efectos de la edad en la cognición. Los rompecabezas pueden ser una actividad estimulante pero no presentan, más allá de las primeras docenas de ellos, una variedad o reto importante.

Dada la diversidad de las funciones de nuestro cerebro que vimos en el primer capítulo, necesitamos una mayor variedad de actividades desafiantes para estimularlo por completo. Recientes recomendaciones formuladas por un grupo de expertos reunidos por la American Society on Aging inciden en que "una sola actividad, sin importar cuán difícil es, no es suficiente para mantener el tipo de agudeza mental que, prácticamente todo el mundo puede conseguir". Incluso si su objetivo único fuera mejorar su memoria, conseguirlo requiere estimular otras funciones cerebrales como la atención y la concentración.

En resumen, la especialización excesiva no es la mejor estrategia para mantener la salud del cerebro a largo plazo. Por ejemplo, un corredor de bolsa debería intentar realizar actividades artísticas para estimular las redes neuronales que rara vez utiliza, mientras que un artista que nunca antes ha jugado con videojuegos podría probar uno de los denominados videojuegos multijugador masivo en línea, que requieren estrategias complejas de planificación y ejecución.

INVIERTA EN SU RESERVA COGNITIVA O CEREBRAL

Estos ingredientes de novedad, variedad y desafío pueden "cocinarse" de diversos modos, como veremos más adelante. En lo que queremos incidir primero es que cada vez más investigaciones demuestran que la participación frecuente en actividades mentalmente estimulantes pueden retrasar con éxito (no prevenir en sentido literal) el deterioro cognitivo y los síntomas de la enfermedad de Alzheimer, aumentando la llamada reserva cognitiva o cerebral.

Hoy sabemos que es posible fortalecer la resistencia y eficiencia de nuestro cerebro con el tiempo, protegiéndolo del daño neuronal y retrasando el inicio de una variedad de problemas. Esto parte de la observación reiterada de que la falta de relación directa entre los síntomas clínicos y la patología cerebral. Por ejemplo, en 1989 Robert Katzman y sus colegas describieron diez casos de adultos mayores cognitivamente normales cuyos cerebros al morir, presentaban una patología avanzada de la enfermedad de Alzheimer. Los investigadores formularon la hipótesis de que estas personas no mostraron los síntomas de la enfermedad de Alzheimer porque tenían más neuronas y más conexiones entre ellas, de modo que les permitían resistir la patología. El tener una mayor reserva de neuronas y capacidades puede compensar las pérdidas ocasionadas por el Alzheimer y otras demencias, de modo que una persona puede tolerar una patología cerebral progresiva (incluidas las placas y ovillos del Alzheimer) sin demostrar insuficiencia cognitiva.

Un estudio de 2012 es todavía más prometedor, demostrando que la estimulación cerebral continuada también disminuye la acumulación de la proteína responsable de las placas distintivas de la enfermedad de Alzheimer. En este estudio se evaluó la asociación entre las actividades cognitivamente estimulantes (leer libros o periódicos, escribir cartas o correos electrónicos, ir a la biblioteca y participar en juegos) y la acumulación de la proteína beta-amiloidea en el cerebro. Se evaluó la frecuencia con que los participantes (adultos mayores sanos, adultos con Alzheimer e individuos de control jóvenes) se dedicaron a estas actividades, en cinco grupos de edad: 6, 12, 18 y 40 años, y en el momento del estudio. La principal conclusión fue que una mayor participación en las actividades mentalmente estimulantes, especialmente a una edad temprana y media, se asocia con una menor acumulación beta-amiloidea en el cerebro. Las personas mayores que participaron en la mayoría de las actividades estimulantes mostraron un nivel de acumulación de dicha proteína similar al de los participantes jóvenes. Por el contrario, las personas mayores que participaron en menos actividades estimulantes mostraron niveles de acumulación de proteínas similares a los presentaban los pacientes con enfermedad de Alzheimer.

EFECTOS PERMANENTES DEL EJERCICIO COGNITIVO

Un estudio publicado en 2010 provocó una oleada de titulares confusos afirmando que "Hacer rompecabezas puede acelerar la demencia" o que "Los ejercicios cerebrales pueden empeorar la enfermedad de Alzheimer."

El estudio evaluó a más de 2.000 personas, de 65 años en adelante, durante doce años. Ninguno de los participantes padecía demencia o deterioro cognitivo leve cuando el estudio comenzó. Al principio se analizó la frecuencia de su participación en actividades cognitivamente estimulantes. Seis años después, se realizó una evaluación clínica para determinar quiénes todavía presentaban una buena salud cognitiva, quiénes padecían deterioro cognitivo leve y quiénes la enfermedad de Alzheimer. La tasa de deterioro cognitivo de las personas en

estas tres categorías fue posteriormente analizada durante un promedio de seis años.

Los resultados del estudio mostraron dos tendencias para personas con alto nivel de actividad cognitiva. En primer lugar, el deterioro
de las personas que no presentaban disfunción cognitiva era más lento que el de aquellas que habían sido menos activas cognitivamente
en el pasado. En segundo lugar, una vez que estas personas fueron
diagnosticadas con demencia, mostraron un proceso de deterioro
más comprimido. Después del diagnóstico, en comparación con las
personas menos activas cognitivamente, su deterioro fue más rápido.
Ésto se explica en la Imagen 4.

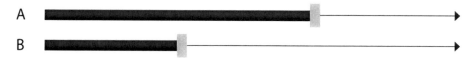

IMAGEN 4. Ésta es una representación gráfica sencilla de los resultados,
mostrados en una línea temporal. La línea (A) representa los individuos
cognitivamente activos antes del inicio del estudio. La línea (B) representa
los individuos menos activos cognitivamente hablando, antes del inicio del
estudio. Las líneas gruesas representan el tiempo que los individuos vivieron
sin presentar disfunción cognitiva. El cuadrado representa el momento de
diagnóstico del Alzheimer. La línea fina representa el tiempo que los individuos
vivieron con Alzheimer.

Estos resultados confirman que participar en actividades estimulantes ayuda a aumentar la reserva cerebral y a retrasar problemas cognitivos. Sin embargo, el cerebro sólo puede tolerar la patología de Alzheimer hasta cierto punto. Las personas cognitivamente activas, una
vez diagnosticadas con demencia, han alcanzado un umbral en el que
es muy difícil funcionar normalmente. Como resultado, su deterioro
será más rápido, lo que significa que ese declive será más visible pero
que vivirán menos tiempo con la enfermedad.

En resumen, las actividades mentalmente estimulantes no acele-
ran la demencia, sino que ayudan a retrasar su aparición. Como dice
el investigador principal del estudio, los resultados se pueden explicar

en términos de "comprar tiempo extra de vida como una persona altamente funcional y pasar menos tiempo viviendo con demencia."

Una conclusión muy diferente de lo que usted podría haber deducido leyendo los titulares.

En definitiva, la estimulación mental que incorpora novedad, desafío y variedad, puede mejorar el funcionamiento del cerebro aquí y ahora, así como aumentar la reserva cerebral y permitir así que el cerebro funcione normalmente por más tiempo, incluso con la presencia de una enfermedad neurológica. La siguiente pregunta es: ¿Qué tipo de ejercicios cognitivos pueden ayudar y cómo podemos incorporarlos en nuestra vida?

LA EDUCACIÓN Y EL TRABAJO PROTEGEN

Las investigaciones sobre la reserva cognitiva muestran que cuanto mayor nivel de educación posee una persona, menor es la tendencia de ésta a padecer un deterioro mental relacionado con la edad. Un alto nivel de educación también ha sido asociado de forma repetida con un menor riesgo de la enfermedad de Alzheimer. El meta-análisis del NIH en 2010 confirmó que, en general, la educación tiene un efecto protector para la salud cerebral.

¿Cómo afecta la educación al cerebro? En primer lugar, aprender modifica el cerebro y, por tanto, invertir más tiempo aprendiendo cuando somos niños, adolescentes y adultos contribuye a crear más conexiones e incluso nuevas neuronas. Otra forma en que la educación afecta al cerebro es mediante el impacto que tiene sobre el trabajo y la ocupación que uno llega a desempeñar. Es más probable que las personas bien educadas tengan trabajos mentalmente estimulantes, con lo cual es posible que el efecto de la educación esté presente no sólo a edades tempranas sino a lo largo de la vida, en el curso de una trayectoria profesional. Por otra parte, un estudio en 2010 realizado en los Estados Unidos, Inglaterra, y en otros once países europeos reveló que, cuanto más temprano se jubilan las personas, más rápidamente disminuye su memoria.

LAS ACTIVIDADES LÚDICAS
PARA AUMENTAR LA RESERVA CEREBRAL

Muchos estudios analizan la implicación intelectual observando la frecuencia con que las personas participan en actividades de ocio estimulantes. En un estudio dirigido por el Dr. Yaakov Stern en el 2001, las personas con un mayor nivel de actividades de ocio estimulantes presentaron un 38% menos de riesgo (controlando otros factores) de desarrollar síntomas de Alzheimer. Por cada tipo de nueva actividad, los riesgos se redujeron en un 8%.

Las actividades específicas más estudiadas en tales investigaciones son: lectura (libros o periódicos), escribir (cartas o correos electrónicos), juegos de mesa o de cartas, hacer crucigramas y otros rompecabezas, y la participación en debates de grupo sobre temas interesantes.

La única actividad de ocio que ha sido asociada con una función cerebral reducida es ver la televisión. Esto quedó demostrado, por ejemplo, por un estudio en el que se evaluó a más de 5.000 personas mayores de 55 años, durante un período de 5 años. Con el paso del tiempo, algunas personas mostraron deterioro cognitivo leve (con una tasa del 2,3 % al año). Los juegos de mesa y la lectura se asociaron con una reducción del riesgo de disfunción cognitiva. En cambio, ver más televisión se asoció con un aumento de los riesgos.

La mayoría de las actividades de ocio tienen el potencial de aumentar la reserva cerebral. Como hemos señalado anteriormente, su potencial será mayor si éstas presentan un nivel de novedad y desafío para la persona que participa en ellas. Como bien dice el Dr. Yaakov Stern: "Lo que es fascinante es que no importa la edad, la educación ni la ocupación, nuestro nivel de participación en las actividades de ocio posee un importante efecto acumulativo. El mensaje clave es que diferentes actividades tienen efectos sinérgico e independientes. Esto quiere decir que, cuantas más cosas haga y antes empiece, mucho mejor. Pero nunca se mantenga inactivo. Recuerde que más vale tarde que nunca".

Formación musical

Tocar un instrumento musical suele ser la respuesta más común cuando se le pregunta a la gente qué tipo de actividad creen que es buena para la salud cerebral. Numerosos estudios han demostrado que la formación musical puede modificar la estructura del cerebro. De hecho, los músicos poseen un mayor volumen cerebral en áreas que son importantes para tocar un instrumento: regiones motora, auditiva y visuoespacial. Pero la formación musical también puede beneficiar al cerebro más allá de la habilidad musical. En concreto, los músicos parecen tener una gran ventaja para procesar un discurso en ambientes ruidosos, comparado con personas que no se dedican a la música.

Tocar un instrumento, incluso como amateur, también puede proteger al cerebro del daño relacionado con la demencia. En el 2011, un grupo de investigadores sometieron a 70 personas de entre 60 y 83 años de edad a una serie de pruebas para medir tanto la memoria visuoespacial como la capacidad del cerebro para adaptarse a nueva información. Los participantes que habían realizado una actividad musical durante diez años o más, obtuvieron una puntuación considerablemente mejor que los que no la habían realizado, siendo éste el caso tanto si los músicos estaban activos o no en la actualidad.

Aprender una nueva lengua

Aprender y practicar un idioma nuevo es otro tipo de actividad estimulante con amplio respaldo científico. Ser bilingüe provoca una serie de cambios plásticos beneficiosos en el cerebro.

La investigación llevada a cabo por Ellen Bialystok muestra que hablar más de un idioma mejora las funciones ejecutivas, ayuda a aumentar la reserva cognitiva y protege contra los riesgos del deterioro cognitivo y la enfermedad de Alzheimer. Por ejemplo, en un estudio del 2007 que incluyó a 184 pacientes con demencia, el 51% de los cuales hablaban dos idiomas, los pacientes bilingües mostraron signos de demencia cuatro años más tarde que los monolingües, controlando otros factores.

¿Por qué el bilingüismo tiene un efecto protector? Una posible explicación es que las personas bilingües tienen que escoger constantemente qué idioma, y qué palabra, van a utilizar y cuál no. Esto supone un ejercicio constante para los lóbulos frontales, el área del cerebro detrás de la frente que centra nuestra atención, nos ayuda a ignorar distracciones y a tomar decisiones. De hecho, las pruebas sugieren que las personas bilingües son más rápidas y eficientes en las tareas que requieren funciones ejecutivas, apoyadas como son por los lóbulos frontales.

¿Y qué hay de los videojuegos?

En lo que se refiere a los efectos de los videojuegos sobre los jugadores, lo más normal es oír hablar sobre sus posibles aspectos negativos como el aumento de la agresividad y de las conductas antisociales, más que de sus beneficios sobre la función cerebral. Aunque si bien parece que estos efectos negativos puedan producirse con videojuegos extremadamente violentos y en grupos de jugadores muy específicos, no parece ser el caso de la mayoría de los juegos o jugadores. Además, hay estudios que muestran que, de hecho, determinados tipos de videojuegos pueden optimizar funciones específicas del cerebro.

Videojuegos de acción: Jugar con videojuegos de acción puede mejorar el rendimiento en una gran variedad de tareas sensoriales, perceptivas y de atención, incluso en tareas muy diferentes de las implicadas en el juego en cuestión. La Dra. Daphne Bavelier y su equipo han dirigido muchos estudios utilizando videojuegos de acción como una herramienta de entrenamiento cerebral. Han demostrado que el entrenamiento durante sólo diez horas con videojuegos de acción (tales como Medal of Honor, Call of Duty y Unreal Tournament) puede producir mejoras en la capacidad de difusión de la atención alrededor del campo visual, para así poder seguir múltiples objetos en movimiento y recoger información relevante de una secuencia rápida de acontecimientos visuales. El entrenamiento con videojuegos de acción también pueden influir positivamente en más aspectos básicos de la visión, tales como la capacidad de observar pequeños detalles o advertir pautas débiles. La Dra. Bavelier defiende que una gran parte de la población se podría beneficiar de dichas mejoras, ya que tanto una buena visión como la atención visual son habilidades importantes para muchas profesiones (personal militar, taxistas, bomberos, atletas, etc.).

Rise of Nations (juego de estrategia): También parece que determinados juegos de estrategia pueden mejorar la memoria de trabajo. En un estudio realizado por Arthur Kramer y sus colegas en 2008, en el que participaron personas mayores de 60 años, se comparó un grupo de control con otro al que se le pidió jugar con un videojuego de estrategia llamado Rise of Nations. El objetivo del juego es levantar un imperio, y los jugadores deben construir ciudades, sustentar a la población, crear y mantener un ejército, y derrotar a otros jugadores. Las evaluaciones realizadas antes, durante y después del entrenamiento con el videojuego mostraron que como grupo, los jugadores presentaban mejoras significativas en su habilidad para cambiar de una tarea a otra, en comparación con el grupo de control. También mostraron una mejora importante en su memoria de trabajo y capacidad de razonamiento.

Juegos prosociales: En un curioso estudio en 2010, los investigadores examinaron si entrenar con juegos que impliquen la preocupación por el bienestar de los demás mejoraría el comportamiento social en la vida real. Parte de los participantes jugaron a un juego prosocial, Lemmings, el cual requiere a los jugadores garantizar la seguridad de un grupo de criaturas, y otros a un juego neutral como el Tetris. A continuación, los investigadores colocaron a los participantes en situaciones donde tenían la oportunidad de ayudar a los demás, abarcando desde situaciones de bajo riesgo (por ejemplo, ver caer al suelo un bote de lápices) a otras de alto riesgo (por ejemplo, presenciar el momento en que un exnovio enojado acosa a un investigador). Los resultados del estudio sugieren que el hecho de jugar con el juego prosocial puede motivar el altruismo: sus jugadores tendían más a ayudar en ambos tipos de situaciones que aquellos que habían jugado con el juego neutral.

Nintendo DS Brain Age: Hasta el momento existen muy pocas pruebas de que jugar con el Brain Age de Nintendo puede aumentar las funciones cerebrales. Un reciente estudio muy pequeño sugiere que jugar con Brain Age durante cuatro semanas mejora las funciones ejecutivas y la velocidad de procesamiento en los ancianos. Hay que tener en cuenta, que el estudio no fue dirigido totalmente de manera independiente, ya que Ryuta Kawashima (el inventor del juego) fue uno de los coautores.

En resumen, la función cerebral puede mejorar a través de algunos tipos de videojuegos populares, lo que sugiere que pueden ser actividades estimulantes. A pesar de que hasta el momento no exista ningún estudio que demuestre que jugar con videojuegos tenga un efecto protector a largo plazo, estos juegos pueden ser un excelente vehículo para la novedad, la variedad y el desafío, y una alternativa más estimulante que el crucigrama número un millón.

PUNTOS DESTACADOS DEL CAPÍTULO

- "Úselo o Piérdalo" no consiste en hacer el crucigrama número un millón, sino en desafiar y ejercitar nuestras capacidades mentales de forma novedosa, variada y mediante retos significativos.

- La participación en actividades cognitivamente estimulantes a lo largo de la vida nos ayuda tanto a rendir mejor como a retrasar el deterioro cognitivo debido a la edad o a enfermedades como Alzheimer.

ENTREVISTAS

- Dr. Yaakov Stern – Cómo invertir en nuestra reserva cognitiva.

- Dra. Elizabeth Zelinski–Envejecimiento saludable y mejora cognitiva.

Entrevista con el Dr. Yaakov Stern –
Cómo invertir en nuestra reserva cognitiva.

PRESENTACIÓN:

El Dr. Stern es Director de la Sección de Neurociencia Cognitiva del Centro Sergievsky, y Profesor de Neuropsicología Clínica en la Facultad de Medicina y Cirugía de la Universidad de Columbia en New York.

PUNTOS DESTACADOS:

- Una vida llena de actividades estimulantes tiene un efecto positivo acumulativo. Factores como la educación, la ocupación y demás actividades, poseen una gran influencia en el modo en que envejecemos.

- Cuanto primero comencemos a construir nuestra reserva, mucho mejor; pero nunca es demasiado tarde para empezar.

DEFINICIÓN DE RESERVA COGNITIVA

Las implicaciones de sus investigaciones son asombrosas, porque afectan a muchos sectores y grupos de edad. ¿Cuál ha sido la reacción más inesperada que usted ha recibido?

Me sorprendí un poco cuando, hace unos años, una reportera de la revista Seventeen me pidió una entrevista. Yo tenía mucha curiosidad por saber por qué pensaba que sus lectores podrían estar interesados en los estudios sobre Alzheimer. Lo que me dijo aporta un gran punto de vista: ella quería motivar a los niños a permanecer en la escuela, que no abandonaran sus estudios demasiado pronto.

Supongamos que dos personas, A y B, técnicamente presentan la patología de Alzheimer (con plaquetas y ovillos presentes en el cerebro), pero sólo A muestra los síntomas de la enfermedad. ¿Cómo podemos explicar esta discrepancia?

Las personas que han llevado una vida mentalmente estimulante, a través de la educación, la ocupación y actividades de ocio, reducen el riesgo de manifestar Alzheimer. Numerosos estudios sugieren hasta un

35-40% menos de riesgo. La patología se producirá, pero serán capaces de resistirla mejor. Algunas personas incluso no serán diagnosticadas con Alzheimer nunca, porque no presentarán ningún síntoma. En estudios que evalúan a ancianos saludables y, posteriormente, analizan su cerebro en autopsia, más de un 20% de las personas que no presentaban ningún problema significativo en su vida diaria, tenía un cerebro con cambios morfológicos (placas y ovillos).

¿Qué es lo ocurre en el cerebro que proporciona este nivel de protección?

Existen dos ideas que se complementan. La llamada reserva cerebral por los investigadores defiende que algunos individuos tienen un mayor número de neuronas y sinapsis, y que de algún modo estas estructuras adicionales ofrecen un nivel de protección.

La otra teoría llamada reserva cognitiva hace hincapié en la construcción de nuevas capacidades, en cómo las personas pueden desempeñar mejor las tareas mediante la práctica y cómo dichas habilidades se aprenden de manera tan profunda que luego no es fácil olvidarse de ellas.

Hoy en día llevamos a cabo estudios con neuroimágenes para entender mejor la relación entre ambos.

AUMENTO DE LA RESERVA COGNITIVA

Si el objetivo es aumentar esa reserva, ¿cómo podemos hacerlo? ¿Qué define las actividades mentalmente estimulantes o un buen ejercicio cerebral?

Podemos decir que la "estimulación mental" consiste en realizar actividades atractivas e interesantes. En nuestras investigaciones casi todas las actividades han demostrado contribuir a aumentar la reserva cognitiva de un modo u otro. Algunas tienen niveles desafiantes de complejidad cognitiva, y otras presentan retos físicos o interpersonales. Usted puede conseguir la estimulación a través de la educación y/o su profesión.

Lo que es realmente fascinante, es que no importa la edad, la educación ni la ocupación; nuestro nivel de participación en actividades de ocio tiene un importante efecto acumulativo. Un mensaje clave es que las diferentes actividades poseen efectos independientes y sinérgicos. Esto significa que cuantas más cosas realice, y antes comience, mejor. No se mantenga nunca inactivo. Es mejor empezar tarde, que nunca.

¿Puede darnos algunos ejemplos de actividades de ocio que parecen tener mayores efectos positivos?

En nuestro estudio de 2001, evaluamos los efectos de trece actividades combinadas con elementos intelectuales, físicos y sociales. Algunas de las actividades con más efectos fueron la lectura, visitar amigos o familiares, ir al cine o restaurantes y dar un paseo o hacer una excursión. Como puede ver, existen muchas opciones.

Vimos que el grupo con un alto nivel de actividades recreativas presentó un 30% menos de riesgo (controlando otros factores) de desarrollar síntomas del Alzheimer, y que por cada tipo de actividad adicional el riesgo se reducía en un 8%.

Además, existe un elemento extra que hemos comenzado a observar más claramente. El ejercicio físico, por sí mismo, también tiene un efecto beneficioso sobre la cognición. Hace tan sólo unos meses que un grupo de investigadores pudieron demostrar por primera vez cómo la actividad física favorece la neurogénesis en el cerebro humano.

De manera que necesitamos tanto el ejercicio mental como el físico.

A menudo oímos hablar sobre la importancia de una buena alimentación, el ejercicio físico, el control del estrés y las actividades mentales que presentan novedad, variedad y desafío. ¿Qué cree usted de la aparición, relativamente reciente, de tantos programas de entrenamiento cognitivos computarizados, algunos con mayor base científica que otros?

Los factores que usted menciona son correctos. El problema es que, al menos desde el punto de vista del Alzhéimer, no podemos ser más específicos. No sabemos si aprender un nuevo idioma es más beneficioso que aprender a tocar un nuevo instrumento musical o utilizar un programa computarizado.

Algunos de los programas computarizados de entrenamiento cognitivo parecen tener un efecto claro sobre las facultades cognitivas, que generalmente van más allá del propio entrenamiento. Pero es demasiado pronto hablar de efectos a largo plazo. Necesitamos estudios clínicos bien diseñados con controles claros y precisos. Ahora mismo, lo mejor que podemos decir es que aquellas personas que hayan llevado una vida mentalmente estimulante, a través de la educación, la ocupación y las actividades de ocio, parecen tener menor riesgo de desarrollar la enfermedad de Alzheimer

Entrevista con la Dra. Elizabeth Zelinski – Envejecimiento saludable y mejora cognitiva.

PRESENTACIÓN:

La Dra. Elizabeth Zelinski, del Centro Gerontológico Andrus de la Universidad del Sur de California, dirigió el estudio IMPACT (Mejora de la Memoria con Entrenamiento Cognitivo Adaptativo basado en la Plasticidad). Unos 524 adultos sanos de más de 65 años fueron divididos en dos grupos. Uno recibió una hora al día de entrenamiento cerebral, de ocho a diez semanas, y el otro pasó el mismo tiempo viendo DVDs educativos. Financiado por la compañía Posit Science, el estudio fue llevado a cabo en múltiples lugares, incluida la Clínica Mayo, el USCF y el Centro Médico para Veteranos de San Francisco.

PUNTOS DESTACADOS:

- El cerebro de una persona mayor tiene más dificultades para adaptarse a situaciones nuevas, pero consigue enfrentarse mejor a aquéllas que le son familiares.

- No existe una inteligencia general, sino muchas y muy diferentes capacidades cognitivas. Esta es la razón por la cual debemos entrenar y mejorar una variedad de capacidades, no sólo una.

CÓMO EVOLUCIONAN LAS CAPACIDADES COGNITIVAS CON LA EDAD

¿Qué podemos concluir de su Estudio Longitudinal Long Beach, respecto a cómo evolucionan normalmente las capacidades cognitivas humanas?

El primer concepto que tenemos que entender es que las diferentes capacidades cognitivas evolucionan a lo largo de la vida de una de dos maneras. Aquéllas que están relacionadas con la experiencia, como el vocabulario, en realidad mejoran con la edad. Otras tienden a disminuir gradualmente, comenzando a finales de nuestra veintena. Esto sucede, por ejemplo, con la velocidad de procesamiento (el tiempo que nos lleva procesar y responder a la información), la memoria y el razonamiento. Podríamos resumir este fenómeno diciendo que, a medida que envejecemos, nos enfrentamos mejor a las situaciones que nos son familiares, pero peor a las nuevas. Siempre podemos aprender, pero a un ritmo más lento.

¿Existe un punto específico o de inflexión en esta tendencia, es decir, la edad a la que la tasa de deterioro es más pronunciada?

No tenemos una respuesta clara para ello. Depende mucho de la persona. En general, es un proceso acumulativo y gradual; de manera que hacia los 70 años, vemos ya un claro deterioro a nivel estadístico. Lo cual explica por qué los adultos mayores tienen dificultades para adaptarse a las nuevas tecnologías, y por qué intentar aprenderlas proporciona una valiosa estimulación mental. Ahora bien, sabemos que los genes solamente justifican una parte de este deterioro. Nuestro entorno, estilo de vida y actividades, influyen más

¿Puede resumir lo que puede hacer una persona sana para retrasar este proceso de deterioro, y de ese modo mantenerse saludable y productivo el mayor tiempo posible?

Una recomendación general es hacer todo lo que podamos para prevenir o retrasar los procesos de enfermedad, tales como la diabetes o la presión sanguínea alta, que tienen un efecto negativo sobre nuestro cerebro. Por ejemplo, es lamentable que en nuestra sociedad, por lo general, reduzcamos drásticamente nuestro nivel de ejercicio físico después de dejar la escuela.

EFECTOS DEL EJERCICIO MENTAL FRENTE AL EJERCICIO FÍSICO

¿Cuáles son las virtudes relativas del ejercicio mental frente al ejercicio físico?

Esta pregunta me lleva a mi segunda recomendación. Se ha mostrado que los ejercicios aeróbicos contribuyen de manera estupenda a mejorar la salud cognitiva en general, pero no han mostrado ningún efecto significativo al mejoramiento de la memoria. Este punto es muy importante ya que ha habido docenas de estudios sobre el efecto del ejercicio físico sobre la cognición y se han encontrado muchos beneficios, pero ninguno en el área de la memoria. Por el contrario, se ha demostrado que el entrenamiento mental bien dirigido puede mejorar capacidades cognitivas específicas, incluida la memoria.

No existe una fórmula mágica. Tanto el ejercicio físico como el mental son elementos importantes y me gustaría añadir un tercero: también es importante mantener las conexiones emocionales. No solamente con uno mismo, poseer autoconfianza y buena autoestima, sino también con nuestra familia y amigos.

EL ESTUDIO *IMPACT*

¿Cuál de los resultados del estudio IMPACT le sorprendió más?

Probablemente el resultado más sorprendente fue una clara transferencia del entrenamiento hasta la vida diaria. El programa que usamos entrena el procesamiento auditivo. Lo que fue una sorpresa, es que había un claro beneficio en la memoria auditiva, la cual no fue objeto directo de entrenamiento. En otras palabras, encontramos que después de utilizar el programa, personas de 75 años realizaban tareas de memoria auditiva, tan bien como la media de 65 años, de forma que puedo decir que estas personas han rejuvenecido diez años en esa facultad cognitiva.

Otra área en el que las personas del grupo experimental mostraron una mejora importante fue en la propia autopercepción de sus habilidades en una gran variedad de tareas de la vida diaria, tales como recordar nombres y números de teléfono, dónde habían dejado sus llaves, así como las habilidades de comunicación y el sentimiento de autoconfianza.

IMAGINEMOS UN FUTURO CON GIMNASIOS CEREBRALES

¿Cree usted que en el futuro tendremos acceso a mejores herramientas y métodos de evaluación para identificar y entrenar las capacidades cognitivas que más necesitamos, del mismo modo en que hoy en día podemos ir al gimnasio y encontrar un entrenamiento personalizado efectivo?

La comparación con el entrenamiento físico es muy buena, ya que la mejora cognitiva requiere dedicar tiempo a una variedad de actividades. Estas actividades deben ser novedosas, adaptativas y desafiantes. Razón por lo cual, los programas computarizados pueden ser muy útiles. A un nivel más básico, lo que realmente importa es estar comprometido con la vida, participar continuamente en actividades estimulantes, intentar siempre salir de la zona de confort y hacerlo lo mejor que podamos en cualquier actividad que hagamos.

Una idea equivocada habitual acerca del cerebro, es que sólo existe una inteligencia general de la que nos tenemos que preocupar. En realidad, poseemos muchas capacidades cognitivas diferentes, tales como la atención, la memoria, el lenguaje, el razonamiento y muchas más; de manera que tiene sentido disponer de distintos programas diseñados para entrenar y mejorar cada una de ellas. Antes de embarcarme en este estudio, tenía muchas dudas acerca de lo que nos encontraríamos. Ahora creo que el entrenamiento cognitivo es un área muy prometedora que merece más atención.

¿Cuál es el último hallazgo o reflexión, procedente de su trabajo o del de otros, que le gustaría compartir con personas de todas la edades, para ayudarles a cómo deben mantener/mejorar su propia salud cerebral?

Tal vez lo mejor sea compaginar diferentes tipos de actividades (p. ej., ejercicios aeróbicos, juegos de ordenador…) para lograr una variedad de beneficios. Pero lo que es de vital importancia, es encontrar actividades en las que cada persona esté dispuesta a comprometerse, y hacer que estas actividades formen parte de su estilo de vida, ya que como hemos visto en un meta-análisis que completamos el año pasado, es la práctica a lo largo del tiempo lo que aporta beneficios de verdad.

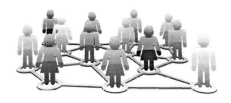

CAPÍTULO 6

¡OH, LA GENTE QUE CONOCERÁS!

Como habrá podido observar en los capítulos anteriores, varios científicos entrevistados han mencionado los beneficios de la estimulación no sólo física y mental, sino también social. Cada vez hay más evidencia sugiriendo que la interacción social contribuye a optimizar la salud cerebral. Pero, ¿son iguales todos los tipos de interacción social? ¿Qué es más importante: cantidad o calidad? ¿Y qué hay de las redes sociales como Facebook?

BENEFICIOS DE LA INTERACCIÓN SOCIAL

Numerosos estudios han encontrado que el aislamiento social es perjudicial para la salud general. Las personas que viven aisladas tienen un riesgo de mortalidad de dos a cuatro veces mayor que aquéllas que tienen un contacto social frecuente, ya sea con amigos, familiares o la comunidad en general. En términos de salud cerebral, el reciente y amplio meta-análisis del NIH confirmó que una mayor interacción social en edades medias y avanzadas de la vida se asocian con un mayor funcionamiento cognitivo y reduce el riesgo de deterioro cognitivo.

Los efectos de la interacción social se pueden observar directamente en el cerebro. Un estudio en 2011 se centró en la amígdala, una estructura que se encuentra en el sistema límbico y juega un papel muy importante en nuestras respuestas emocionales. Los investigadores vieron que la amígdala podía sufrir modificaciones (a través de cambios neuroplásticos) en función del nivel de interacción social que tiene la persona. Para ello, midieron el tamaño de la amígdala de 60 adultos, y analizaron la magnitud y complejidad de las redes sociales de cada persona (p. ej., cuántas personas tenían un contacto regular y en cuantos grupos diferentes se podían dividir dichos contactos). Los resultados mostraron que el tamaño de la amígdala de una persona era más grande cuanto más grande y compleja era su red social. Ahora bien, ¿las personas con una mayor amígdala tienden a hacer más amigos, o es hacer más amigos lo que provoca el crecimiento de la misma? Esta pregunta es una de las preguntas que sigue abierta, ya que es necesaria pruebas de relación causal para contestarla.

Dichas pruebas están empezando a estar disponibles. En el 2008, Oscar Ybarra y sus colegas en la Universidad de Michigan asignaron al azar participantes de 18-21 años a tres grupos: 1) un grupo social, en la que los participantes discutieron analíticamente un problema durante 10 minutos, 2) un grupo de actividades intelectuales, en el que los participantes resolvieron tareas estimulantes (crucigramas y similares) durante 10 minutos y 3) un grupo de control, en el que los participantes vieron un fragmento de 10 minutos de la serie de televisión Seinfeld. Después de haber participado en el debate, visto el fragmento de televisión o resolver los crucigramas, se evaluó el funcionamiento cognitivo de todos los participantes mediante pruebas de velocidad de procesamiento y tareas relativas a la memoria de trabajo (MT). Los resultados mostraron que las personas del grupo de las actividades intelectuales obtuvieron mejores resultados en las tareas de memoria de trabajo que aquéllas que simplemente vieron un video. Igualmente, se observó el mismo beneficio cognitivo en el grupo de interacción social, pero no en el grupo de control, sugiriendo que la memoria de trabajo se ejercita también durante un debate bien razonado. El estudio indica, una vez más, que el televidente medio se beneficiaría viendo menos la TV y dedicando algo de ese tiempo "ahorrado" a actividades cognitivamente más estimulantes.

TIPOS DE RELACIONES SOCIALES

Como Oscar Ybarra (cuya entrevista se puede encontrar al final de este capítulo) señala, "participar en un debate implica el uso de procesos cognitivos sociales como deducir lo que la gente está pensando, considerar el punto de vista de los demás, memorizar y actualizar la información, y controlar conductas y emociones inadecuadas." Por lo tanto, las interacciones sociales pueden proporcionar un ejercicio cerebral "integrado", estimulando las funciones ejecutivas y contribuyendo tanto al aumento del rendimiento a corto plazo como al incremento de la reserva cognitiva.

Por supuesto, no todas las interacciones sociales son iguales. Algunas requieren más participación cognitiva que otras y por tanto, son probablemente más beneficiosas en términos de salud cerebral – siguiendo las mismas pautas de novedad, variedad y desafío comentadas en el capítulo anterior. Puede esperarse que los grupos que tienen un objetivo y una estructura (como un club de lectura o deporte o un grupo espiritual) experimentarán más beneficios, en comparación con interacciones sociales informales como tomar una copa con un amigo para relajarse después del trabajo.

Laura Fratiglioni y sus colegas han propuesto que la relación entre la estimulación social y la disminución de los riesgos de demencia también pueden explicarse mediante la hipótesis vascular y del estrés. La hipótesis vascular asocia la interacción social con efectos beneficiosos sobre los infartos cerebrales y enfermedades cardiovasculares. Dado que las enfermedades vasculares están implicadas en la activación y progresión de la demencia, es probable que el factor de reducción de estos riesgos también disminuya la aparición de la demencia.

Como se indica en el Capítulo 7, el estrés se asocia con la atrofia del hipocampo y el deterioro cognitivo. La hipótesis del estrés establece que las personas con más contactos sociales tienen más posibilidades de interaccionar con otras personas, y por tanto, más oportunidades de sentir que son socialmente competentes y están bien integradas. Esto puede aumentar su autoestima y estado de ánimo, y reducir sus niveles de estrés, lo que a su vez contribuye a disminuir su riesgo de deterioro cognitivo y de demencia. En este contexto, parece que cualquier tipo de relación social puede ser muy beneficiosa, independientemente de si supone o no un alto nivel de estimulación intelectual, siempre que implique un encuentro amistoso.

¿QUÉ ES LO QUE IMPORTA EN UNA RED SOCIAL?

¿Sabemos acaso lo que es más importante en términos de salud cerebral: la magnitud de la red social, la calidad de la relaciones, o quizás el sentimiento subjetivo de apoyo social? Por el momento, las pruebas no ofrecen resultados concluyentes y son demasiado limitadas para crear unas pautas precisas.

Un estudio del 2009 observó los hábitos sociales y el funcionamiento cognitivo de 838 individuos sanos, con una media de 80 años edad. Se evaluó la interacción social con medidas de la frecuencia de la actividad social, el tamaño de las redes sociales y en el apoyo social percibido. Para medir la frecuencia de la actividad social, se les preguntó a los participantes que tan a menudo se habían dedicado, durante el año anterior, a realizar seis tipos de actividades que implican interacción social: 1) Ir a restaurantes, eventos deportivos o jugar al bingo; 2) hacer una escapada o irse de fin de semana; 3) realizar un trabajo voluntario; 4) visitar a sus familiares o amigos; 5) participar en grupos; 6) asistir a servicios religiosos. Para medir el tamaño de sus redes sociales, se les preguntó a los participantes sobre el número de hijos, la familia y los amigos que tenían, y la frecuencia con que los habían visto en el último año. El apoyo social fue evaluado con algunos elementos de una escala estandarizada, diseñada específicamente para este propósito. El funcionamiento cognitivo de los participantes fue analizado con una batería de 19 pruebas que miden la memoria a largo plazo, la memoria de trabajo, velocidad de procesamiento y la capacidad visuoespacial.

Posteriormente, los investigadores utilizaron un análisis estadístico para tratar de entender cómo cada una de las tres medidas de interacción social se relacionaba con el nivel de funcionamiento cognitivo de los participantes. Encontraron que una participación más frecuente en actividades sociales y un mayor nivel de apoyo social percibido se asocian con un mayor funcionamiento cognitivo, mientras que curiosamente, el tamaño de la red social no tenía relación alguna. Esto puede indicar que quizá las relaciones satisfactorias y de alta calidad tienen más importancia que la cantidad de ellas que uno tenga.

AMPLIANDO SU VIDA SOCIAL

En otras palabras, tenemos que centrarnos en lo básico: más interacción social es mejor que menos, especialmente las interacciones que, de forma natural, implican novedad, variedad y desafío, además de un grado de apoyo social. Existen muchas maneras diferentes de aumentar su interacción social. Depende de su edad, sus objetivos y nivel actual de apoyo y conexión social. Aunque no hay una fórmula perfecta para todo el mundo, a continuación encontrará algunas sugerencias.

Voluntariado

Una forma de conocer gente nueva y estar socialmente relacionado es mediante el trabajo voluntario (en una biblioteca, hospital, escuela, etc.). Varios estudios muestran que el voluntariado es beneficioso a múltiples niveles: reduce tasas de mortalidad y depresión, y disminuye los índices de deterioro de la salud y funcionamiento cerebral.

Un programa que ha estado creciendo en EEUU, denominado Experience Corps, destaca los beneficios del voluntariado en la salud cognitiva. En este programa, adultos mayores colaboran con escuelas para ayudar a niños desfavorecidos a mejorar su conducta y rendimiento académico. Los participantes trabajan quince horas a la semana de forma voluntaria. Reciben apoyo social mediante la prestación de servicios y la formación en equipo. También consiguen estimulación cognitiva, especialmente para las funciones ejecutivas, ya que tienen que alternar entre las actividades de orientación académica, de asistencia en la biblioteca escolar y de ayuda en la resolución de conflictos. Michelle Carlson y sus colegas de la Escuela Johns Hopkins de Salud Pública llevaron a cabo un estudio de neuroimágenes durante seis meses, para evaluar los efectos del programa Experience Corps.

Encontraron que los participantes en dicho programa mejoraron sus funciones ejecutivas en comparación a los grupos de control, así como un aumento de la actividad en la parte del cerebro que apoya estas funciones (la corteza pre-frontal).

Grupos Sociales

Otra forma de fomentar la interacción social es ser miembro de un grupo, como un club de lectura o deporte o de un grupo religioso. Puesto que grupos diferentes se dedican a actividades diferentes, los beneficios pueden variar. En 2007, Hui-Chuan Hsu de la Asia University analizó los datos de una población de adultos mayores en Taiwán, y encontró que la participación en un grupo religioso puede reducir el riesgo de mortalidad de las mujeres, y participar en un grupo de debate político puede reducir el riesgo de disfunción cognitiva en los hombres. Dejando aparte la diferencia de género, lo cual puede ser específico de esta población, estos resultados indican que distintos tipos de actividad social pueden presentar efectos diferentes. Hsu piensa que el efecto de participar en un grupo de debate político, se debe en parte a la estimulación intelectual que uno consigue cuando debate. Por otro lado, el efecto de pertenecer a un grupo religioso puede deberse, en parte, a un aumento en el bienestar emocional.

En resumen, cualquier tipo de grupo social combinará el beneficio de la interacción social con los provocados por la actividad realizada por el grupo. Un club de baile o deporte combinará los beneficios de la actividad física y social, mientras que un club de bridge combinará la interacción social e intelectual.

Hay personas más y menos reacias a participar en nuevas actividades con personas desconocidas. Una buena noticia es que abrirse a nuevas experiencias no parece ser un rasgo fijo de personalidad. Un estudio reciente ha demostrado que la estimulación de las habilidades cognitivas puede mejorar la voluntad de participación social en personas mayores. La mitad de los 183 participantes en el estudio entrenaron durante 16 semanas con tareas de resolución de problemas, reconocimiento de patrones y rompecabezas. En comparación con los participantes no entrenados, presentaron mejores resultados en el razonamiento inductivo al final del estudio, demostrando así que el entrenamiento cognitivo fue efectivo. Pero lo más interesante fue que el grupo entrenado también mostró una mayor tendencia a abrirse a nuevas experiencias.

Este es un resultado importante por dos razones. Primero, sabemos que la voluntad de participación en nuevas experiencias disminuye con la edad, por lo que es bueno saber que dicha tendencia puede revertirse. En segundo lugar, nos da la esperanza de que, una vez que alguien inicia una actividad estimulante en un contexto social, los beneficios conseguidos estimularán la adherencia a dicha actividad y quizá el deseo de empezar otras nuevas.

¿Y QUÉ HAY DE LAS NUEVAS PLATAFORMAS DE COMUNICACIÓN SOCIAL?

Cada vez más y más adultos tienen una página en Facebook para los amigos, o por lo menos envían correos electrónicos o textos para estar en contacto con su red social. Esta reciente tendencia plantea muchas preguntas, como ¿qué valor tienen estas interacciones sociales electrónicas? ¿Tienen los mismos efectos beneficiosos sobre el cerebro que las interacciones cara a cara? El efecto del uso de Internet en las relaciones sociales es todavía objeto de un intenso debate.

Las relaciones digitales son diferentes en muchos aspectos de las relaciones cara a cara. Puesto que no podemos ver a la persona (excepto cuando se usa programa de vídeo chat como Skype), no podemos leer sus expresiones faciales ni su lenguaje corporal, lo que abre la puerta a posibles malentendidos sobre las emociones e intenciones de la persona con la que estamos hablando. Esto puede explicar porque la gente suele encontrar las interacciones con sus amigos cercanos más satisfactorias cuando se producen cara a cara, que a través de otros medios como el teléfono, los mensajes de texto y los sitios de redes sociales. Hay algo fundamental en la capacidad de ver otra persona hablar y reaccionar a lo que decimos.

Pero las plataformas digitales ofrecen otros beneficios. Comencemos examinando cuántos amigos tienen las personas en general. Un estudio realizado en 1992 encontró una correlación entre el tamaño del grupo social típico y el volumen de la corteza cerebral en una amplia gama de primates y comunidades humanas. Ésto sugiere que el número de personas con las que es posible mantener relaciones estables (es decir, el número de amigos) está limitado por nuestra capacidad de procesamiento cortical. En los seres humanos, el tamaño de la corteza cerebral parece limitar la magnitud de la red social a aproximadamente 150 amistades "reales". Hoy en día, esta cifra es conocida como el número de Dunbar. ¿Pueden los medios sociales, y especialmente los sitios de redes sociales, aumentar este número?

Aunque algunas personas tienen miles de "amigos virtuales" en Facebook, resulta que el número normal es alrededor de 120, que corresponde aproximadamente al número de Dunbar—es decir, el número de amigos que solemos tener la gente en la vida real. Claro que, incluso en la vida real es posible conocer a más de 150 personas. Algunas tienen cientos y miles de conocidos. Sin embargo, es improbable que todas estas personas sean realmente amigos, en el sentido de que prestarían una ayuda significativa en una situación difícil.

Dado todo esto, ¿están las redes sociales virtuales destruyendo nuestras "verdaderas" amistades? Hasta el momento, la evidencia no es clara, pero la buena noticia es que el tamaño de nuestra red "virtual" no parece afectar negativamente a la de nuestras verdaderas amistades.

Puede que uno de los mejores aspectos de las plataformas de comunicación social sea que permiten estar en contacto con amigos que ya no podemos ver, lo que evita que la relación se pierda. Parece valioso y estimulante tener amigos en diferentes lugares del mundo, especialmente en estos días en que tendemos a viajar más a menudo que nunca.

PUNTOS DESTACADOS DEL CAPÍTULO

➲ La interacción social contribuye a aumentar la reserva cerebral y a reducir los niveles de estrés, beneficiando de este modo a nuestra salud cerebral.

- No todos los modos de interacción social son iguales, ni conllevan los mismos beneficios

- No parece haber grandes razones para alarmarnos por la aparición de plataformas virtuales como Facebook

ENTREVISTA

- Dr. Oscar Ybarra – Algunas interacciones sociales, pero no todas, pueden estimular la cognición.

Entrevista con el Dr. Oscar Ybarra – Algunas interacciones sociales, pero no todas, pueden estimular la cognición.

PRESENTACIÓN:

El Dr. Oscar Ybarra es Profesor de Psicología de la Universidad de Michigan. Es director del Laboratorio de Cognición Social Adaptativa, en el que se estudian habilidades de regulación social y el capital cognitivo y su interacción. Es uno de los pocos investigadores que, hasta la fecha, ha encontrado evidencia causal, directa, de que participar en una interacción social puede tener un efecto positivo sobre el rendimiento cognitivo.

PUNTOS DESTACADOS:

- Las interacciones sociales que producen beneficios cognitivos son aquellas en las que la persona utiliza sus funciones ejecutivas activamente (considerando otros puntos de vista, tratando de saber lo que piensa la otra persona, y controlando sus emociones…).

- Ni las charlas puramente informales ni las interacciones competitivas parecen conllevar beneficios cognitivos claros.

Dr. Ybarra, su investigación gira alrededor de la inteligencia social. ¿Puede usted definirla?

La inteligencia social es la capacidad de comprender nuestro entorno social, resolver problemas y gestionar las relaciones, al tiempo que se mantiene el equilibrio entre las necesidades personales y las de los demás.

INTERACCIONES SOCIALES: ALGUNAS SON BUENAS Y OTRAS SON MALAS

Su investigación de 2008, "Ejercicio mental mediante la simple socialización" es uno de los pocos estudios que muestran una relación causal entre interacción social y mejora cognitiva. ¿Puede usted resumir brevemente el estudio y sus conclusiones?

El estudio tenía tres grupos. Un grupo de participantes vio la televisión durante diez minutos. Éste fue el grupo de control, el cual tenía un componente social, ya que los participantes estaban juntos. Otro grupo realizó ejercicios mentales (como crucigramas y tareas de rotación mental) durante diez minutos, y un tercero participó en un debate de diez minutos sobre un tema específico. El rendimiento de la memoria de trabajo fue analizado antes y después de cada actividad. La participación en el debate dio lugar a un aumento en el rendimiento (en comparación con el grupo de control) que fue tan elevado como el aumento derivado de los ejercicios mentales.

El aumento del rendimiento puede explicarse por el hecho de que participar en un debate implica el uso de procesos cognitivos, tales como deducir lo que la gente está pensando, considerar el punto de vista de los demás, memorizar y actualizar la información, controlar las conductas y emociones inadecuadas. Muchas de estas habilidades dependen de las funciones ejecutivas, y cuando éstas se utilizan de esta forma durante la interacción social, se convierten en recursos que posteriormente son aplicables a tareas como las pruebas de memoria de trabajo y control cognitivo.

Por otra parte, también se han encontrado efectos negativos sobre la cognición producidos por interacciones sociales. ¿Puede usted explicar estos resultados?

Algunas investigaciones han demostrado que interacciones difíciles o de "gran presión" social pueden resultar en una reducción en el funcionamiento cognitivo. Por lo general, estas interacciones implican miedo a presentarse a sí mismo y hacer el ridículo, que dura toda la interacción, así como un gran esfuerzo por mantener el auto-control. Todo esto, podría causar una reducción temporal de los recursos cognitivos, especialmente de las funciones ejecutivas.

¿QUÉ ES LO QUE PRODUCE UN ESTÍMULO COGNITIVO EN LA INTERACCIÓN?

¿Cuáles son los ingredientes necesarios en una interacción social para desencadenar un beneficio cognitivo?

Uno tiene que estar comprometido y motivado con un objetivo, y esto significa tratar de entender a otras personas, intentar leer sus mentes, considerar sus puntos de vista, controlar el contenido de la conversación, así como las conductas. Una interacción cooperativa generalmente combina todos estos ingredientes, y desencadena un estímulo cognitivo.

Por el contrario, como hemos mostrado en nuestra investigación en 2011, las interacciones que implican un objetivo competitivo no ejercitan tanto las funciones ejecutivas, probablemente porque provocan el abandono de la interacción real, y la auto-protección. Como consecuencia, no producen un beneficio cognitivo.

¿Simplemente visitar a un familiar o a un amigo puede ser una interacción cognitivamente estimulante?

Quizá, pero no si es una visita rutinaria o implica una relación que se da por sentada. Es posible que se trate de una interacción agradable, pero probablemente no creará un beneficio cognitivo. Una vez más, se trata sobre todo de estar involucrado y motivado activamente, tratando realmente de considerar y entender el punto de vista de la otra persona y su posición. Una charla informal no es suficiente.

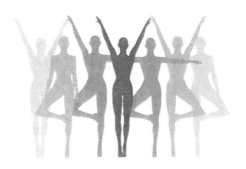

CAPÍTULO 7

MANEJE EL ESTRÉS PARA AUMENTAR SU CAPACIDAD DE ADAPTACIÓN

La sociedad en la que vivimos es cada vez más compleja y rápidamente cambiante. La cantidad de conocimientos y habilidades que debemos adquirir y retener a lo largo de nuestra vida es enorme. Las exigencias a las que estamos expuestos están cambiando más rápidamente que nuestros genes y las propiedades básicas de nuestro cerebro, poniendo a prueba nuestra capacidad para regular tanto el estrés como las emociones. ¿Cómo afecta el estrés al cerebro? ¿Cómo podemos aprender a manejar el estrés y aumentar así nuestra capacidad de adaptación?

ESTRÉS POSITIVO Y NEGATIVO

La cognición y la emoción están estrechamente entrelazadas, tanto estructuralmente (como se mencionó en el Capítulo 1, sus respectivas estructuras cerebrales se encuentran fuertemente interconectadas y vinculadas) como funcionalmente, por ejemplo, altos niveles de ansiedad pueden reducir la capacidad de la memoria de trabajo. Un buen ejemplo es la influencia de las emociones en la formación y el recuerdo de un suceso; en general, los eventos con una carga emocional fuerte se recuerdan mucho mejor, y durante un período más largo.

El estrés es una emoción natural y no sólo existe en los seres humanos. Se produce por una experiencia o situación en la cual las demandas sobre un organismo exceden su capacidad natural de autorregularse. Generalmente, todo organismo trabaja duro para mantener un equilibrio u "homeostasis". Los estímulos procedentes del entorno o del propio organismo pueden perturbar este equilibrio. El estrés se define tanto como el factor que causa que el organismo se aleje del equilibrio, como el proceso por el cual dicho organismo trata de recuperarlo. El intento de volver al equilibrio a menudo consume energía y recursos, tales como en la respuesta de "lucha o huida" que se produce cuando nos enfrentamos a una fuente externa de peligro.

El estrés no siempre es malo–también existe un "estrés positivo". Muchas veces este estrés se experimenta como mariposas en el estómago o sudor en las palmas de las manos antes de una importante competición deportiva, un discurso o una representación artística, o en el trabajo antes de una reunión, llamada telefónica o presentación importante. Este estrés "positivo" puede aumentar el estado de alerta y estimular el rendimiento. Los síntomas fisiológicos se manifiestan durante un corto periodo de tiempo en nuestro cuerpo, y posteriormente desaparecen cuando se alcanza el objetivo. Una vez logrado dicho objetivo, por lo general, existe un tiempo de descanso y recuperación mientras disfrutamos de la sensación de logro al haber alcanzado nuestra meta.

Un cierto nivel de estrés puede ser bueno pero, como veremos más adelante, demasiado estrés puede ser perjudicial tanto para nuestra salud a largo plazo como para nuestro rendimiento a corto plazo. La clave es ser capaz de entender y manejar el estrés, para así fortalecer nuestra capacidad de adaptación.

LA RESPUESTA DEL CEREBRO AL ESTRÉS

Echemos un vistazo al interior del cerebro para entender lo que ocurre cuando estamos estresados. En el Capítulo 1, hablamos sobre algunas estructuras cerebrales clave. El neocórtex es donde se producen los procesos de pensamiento más abstractos y sofisticados. El sistema límbico está compuesto por varias estructuras, que incluyen la amígdala, el hipocampo y el hipotálamo, los cuales trabajan de forma conjunta para controlar (junto con el neocórtex) las emociones, la motivación, la regulación del aprendizaje y la memoria, la respiración y el ritmo cardiaco, la producción de hormonas, la excitación sexual y ritmos biológicos o circadianos. Cuando estamos estresados, el sistema límbico envía señales de alarma y el neocórtex (en particular, la corteza prefrontal) las interpreta, de modo más o menos consciente.

Lo primero que sucede cuando una persona experimenta estrés, físico o mental, es la liberación de una señal por parte del hipotálamo que activa el sistema nervioso simpático (SNS), el cual controla la respuesta de "lucha o huida". El SNS es una parte del sistema nervioso periférico, que consta de la médula espinal y todos los nervios que se encuentran en el cuerpo fuera del cerebro. Las funciones del SNS van desde, la constricción de los vasos sanguíneos (lo que aumenta la presión arterial), la activación de las glándulas sudoríparas, la dilatación de las pupilas, para aumentar el ritmo cardíaco y su fuerza de contracción.

El SNS administra estos procesos por mediación del aumento en la producción de una hormona del estrés llamada adrenalina (o epinefrina) la cual, en combinación con la norepinefrina (o noradrenalina), acelera el ritmo cardíaco y aumenta el metabolismo y la presión sanguínea. El SNS también incrementa la liberación de otra hormona llamada cortisol, que puede ayudar a mejorar la memoria, el sistema inmunológico y las respuestas anti-inflamatorias, así como también reduce la sensibilidad al dolor. En otras palabras, el aumento de la actividad del SNS le preparará ante una situación inmediata de supervivencia.

Cuando el estrés es excesivo y nos supera, generalmente el hipotálamo envía señales para disminuir la liberación de las hormonas del estrés. El sistema nervioso parasimpático (SNP) se dedica entonces a hacer que el cuerpo vuelva a la normalidad. El SNP se ocupa de las actividades de "descanso y digestión" que se producen cuando el cuerpo está en reposo (es decir, salivación, micción, excitación sexual y digestión). Como puede ver, el SNS y SNP trabajan en conjunto de forma natural, para intentar mantenernos en equilibrio.

En su excelente libro *¿Por qué las cebras no tienen úlceras?*, el Dr. Robert Sapolsky señala que los humanos somos los únicos mamíferos que podemos estresarnos simplemente con nuestros pensamientos.

Cuando estamos estresados, por cualquiera razón, presentamos el mismo tipo de reacción que, por ejemplo, una cebra cuando intenta escapar de las garras de un león. Al tratar de salvar su vida corriendo, la cebra consume básicamente todas sus hormonas del estrés como combustible en su huida, y si sobrevive, la cebra vuelve rápidamente a su nivel de equilibrio. En cambio, los seres humanos generalmente dejamos que el estrés continúe generándose y aumentando durante largos periodos de tiempo.

Al contrario que los posibles efectos beneficiosos de episodios cortos de estrés, un nivel de estrés alto y constante–estrés crónico–puede tener varias consecuencias negativas. Cuanto más estrés, más cortisol hay en la sangre. Demasiado cortisol puede producir problemas como desequilibrios del azúcar en sangre, alta presión arterial, pérdida de masa muscular y densidad ósea, y disminución de la respuesta inmunitaria e inflamatoria. También puede causar daños al cerebro e impedir la formación de nuevas conexiones en el hipocampo, el principal componente en la codificación de nuevos recuerdos en el cerebro. Por ejemplo, Sonia Lupien y sus colegas de la Universidad McGill demostraron que en adultos mayores, una exposición a largo plazo a altos niveles de cortisol se asocia con deterioros cognitivos y una disminución del volumen del hipocampo en un 14%.

El estrés crónico puede convertirse en un círculo vicioso, obstaculizando nuestra voluntad y capacidad de hacer cambios para reducir el estrés, de pensar en posibles soluciones y aplicarlas. En general, el estrés no bien manejado limita la flexibilidad mental y la capacidad para ver soluciones alternativas. El Síndrome de Adaptación General (SAG) describe los efectos de este tipo de estrés a largo plazo, que no desaparece y puede paralizar a una persona, conduciéndola a la inacción. Este estado se denomina popularmente "estar quemado". Las personas que experimentan este tipo de estrés a menudo pierden la motivación y se sienten mentalmente agotadas.

La buena noticia es que poseemos el equipo mental básico para manejar el estrés. Pero necesitamos aprender cómo usarlo para prevenir o mitigar los problemas que surgen cuando nos enfrentamos a demasiado estrés.

EL ESTRÉS Y LA DEPRESIÓN

El estrés y la depresión están más unidos de lo que normalmente se cree.

En primer lugar, el estrés crónico se asocia con una reducción de determinados neurotransmisores en el cerebro, tales como la serotonina y la dopamina, que se han vinculado a la depresión. Estas sustancias químicas generalmente ayudan a regular el sueño, el apetito, la energía, el impulso sexual y las emociones. En segundo lugar, las personas que sufren de depresión mayor muestran un aumento en los niveles de cortisol. Altos niveles de estrés están asociados con un exceso de cortisol, y la investigación sugiere que en algunas personas ésto puede conducir a la depresión. Por último, las personas que están altamente estresadas tienden a descuidar los hábitos de vida saludables, como hacer ejercicio de forma regular, al tiempo que favorecen conductas no saludables, como fumar y beber más de lo habitual con el fin de conseguir algún alivio, lo que puede aumentar el riesgo de depresión.

Según el reciente y amplio meta-análisis del NIH, la depresión está asociada con un mayor riesgo de deterioro cognitivo y de desarrollar la enfermedad de Alzheimer. La depresión también se caracteriza por tener un efecto inmediato sobre las funciones cognitivas, como por ejemplo, una baja motivación y una disminución de la atención y memoria. El manejo del estrés, para aumentar la capacidad de adaptación y reducir el riesgo de depresión es por tanto, un factor clave para optimizar la salud y el rendimiento de todo cerebro.

CÓMO MANEJAR EL ESTRÉS

Como destacamos anteriormente, una prolongada exposición a altos niveles de estrés puede hacer realmente difícil volver a la homeostasis, lo cual puede dañar el cerebro e impedir el buen funcionamiento cognitivo. ¿Qué puede usted hacer cuando note que está estresado?

Ejercicio: Numerosos estudios muestran que el ejercicio físico aeróbico ayuda a desarrollar nuevas neuronas y conexiones (véase el Capítulo 3). Así pues, el ejercicio físico es una herramienta estupenda para contrarrestar los efectos del estrés en el cerebro. Esto se ha demostrado en adultos mayores y personas de mediana edad. En 2012, un estudio afirmó que las personas que no practicaban ejercicio presentaban una mayor atrofia del hipocampo, relacionada con el estrés, que aquéllas que lo practicaban normalmente.

El ejercicio regular también favorece un sueño reparador, que suele ser dificultado por el estrés. Además, el ejercicio puede incrementar la confianza en sí mismo mediante el aumento en la producción de endorfinas, los neurotransmisores a veces llamados "de la felicidad". Como su nombre indica (endo – es el prefijo de endógeno, significa que procede del interior y – orfina, es la abreviatura de morfina), las endorfinas tienen un efecto analgésico y causan una sensación de bienestar. Se producen durante el ejercicio, así como también durante la excitación, el dolor, cuando expresamos amor y experimentamos un orgasmo.

Relajación: La relajación, ya sea a través de la meditación (véase a continuación), tai chi, yoga o un paseo por la playa, disminuye la presión arterial, reduce el metabolismo y la respiración, y libera la tensión muscular. Como tal, es una buena herramienta para contrarrestar los efectos negativos del estrés. En un interesante estudio del 2008, realizado por los investigadores Marc Berman, John Jonides y Stephen Kaplan de la Universidad de Michigan, se compararon los efectos reparadores de pasear, ya sea en un entorno urbano o natural. La función cognitiva en que se centraron fue la atención voluntaria. En primer lugar, los participantes desempeñaron una tarea complicada durante 35 minutos que extenuó su atención. Después caminaron 50 minutos por la ciudad o en un gran parque. A su regreso, los participantes que dieron un paseo por el parque mostraron mejor rendimiento en una prueba de atención voluntaria. Curiosamente, en un segundo estudio, el mismo efecto reparador fue observado después de que la gente pasara simplemente diez minutos observando 50 fotos de la naturaleza, en lugar de imágenes de una ciudad. Los investigadores explicaron sus resultados por el hecho de que, a diferencia de los ambientes naturales, los entornos urbanos contienen muchos estímulos que distraen la atención (p. ej., un coche llamativo que pasa a toda velocidad) los cuales, también requieren de la atención directa (p. ej., para evitar que nos atropelle un coche). Como consecuencia, la naturaleza permite que nuestras habilidades de atención voluntaria se recuperen más rápidamente que en un entorno urbano.

Socialización: Cultivar las redes sociales de amigos, familiares e incluso mascotas, pueden ayudar a fomentar la confianza, el apoyo y la relajación. Existe amplia evidencia de que desarrollar relaciones sociales es fundamental para la salud física y mental. En concreto, sabemos que la soledad aumenta el riesgo de enfermedades cardiovasculares y los niveles de estrés, y disminuye la calidad del sueño. También se la ha relacionado con la depresión. Esto sugiere que mantener buenas relaciones con algunos amigos cercanos puede ser clave para manejar el estrés y mantenerse saludable.

De espectador a agente activo: Tener la sensación de control sobre los aspectos importantes de nuestra vida, incluida la salud cerebral, nos ayuda a manejar el estrés. Los estudios de correlación indican una asociación entre el fortalecimiento psicológico y la adaptación al estrés. Por tanto, podrá encontrar maneras de fortalecer nuestra confianza y papel como agentes activos, a través de muchas de las sugerencias que puede encontrar en este libro.

El humor y la risa: Una buena carcajada puede ser una gran ayuda para combatir el estrés. Por ejemplo, en 2002 María Bennett y sus colegas afirmaron que ver un vídeo humorístico (en lugar, de un vídeo de turismo) disminuye el estrés autopercibido. En 2004, un estudio de neuroimágenes mostró que los sentimientos de felicidad o tristeza autogenerados activan las mismas partes del cerebro que las emociones "reales" generadas por factores externos. Imaginarse a uno mismo riendo consiguió reducir la tristeza autopercibida, e imaginarse llorando redujo la felicidad. Otro estudio realizado en 1989, mostró que ver un video cómico durante 60 minutos puede disminuir los niveles de cortisol y epinefrina, lo que indica que la risa podría ayudar a contrarrestar los efectos hormonales del estrés.

Pensamiento positivo: Pensar de manera positiva ante factores adversos puede ayudar a moderar el estrés. En 2010, por ejemplo, Jeremy Jamieson y sus colegas de la Universidad de Harvard convencieron a un grupo de estudiantes de que el sentirse nervioso, excitado, antes de un examen, podría mejorar su rendimiento. En otras palabras, les ayudaron a desarrollar pensamientos positivos, replantear la situación y así manejar su estrés. En comparación con los estudiantes que no recibieron esta formación, este grupo de estudiantes consiguió una puntuación más alta tanto en prueba de práctica como en el examen real tres meses después.

Dr. Emmons, cuya entrevista puede encontrar al final de este capítulo, ha demostrado que mantener un "diario de gratitud", donde usted escriba habitualmente razones por las que estar agradecido, puede aumentar de forma significativa los niveles de felicidad y bienestar, y reducir niveles de estrés.

LA MEDITACIÓN COMO TÉCNICA PARA AUMENTAR LA CAPACIDAD DE ADAPTACIÓN

Las sugerencias descritas anteriormente constituyen herramientas útiles que ayudan a manejar el estrés, pero podemos ir más allá. Una autorregulación efectiva depende de nuestra capacidad para adaptar nuestras respuestas fisiológicas frente a un entorno cambiante. Existen técnicas eficaces para entender y aprender a manejar directamente nuestra respuesta fisiológica al estrés, para de ese modo, desarrollar la capacidad de manejar situaciones potencialmente estresantes. Un modo de hacer ésto es a través de la meditación.

Existen muchas formas de meditar. El objetivo final es ir más allá de nuestro modo de pensar automático para alcanzar un estado "profundo" o de mayor conexión con nuestro estado interior. Esto se puede conseguir de la siguiente manera:

- Tratar de no pensar en nada (*meditación básica*)

- Centrar nuestra atención en un objeto en particular, ya sea externo a nosotros (por ejemplo, un sonido, la llama de una vela) o interno (como nuestra propia respiración) *(meditación enfocada)*

- Practicar una actividad repetitiva como el yoga o caminar *(meditación orientada a una actividad)* o cantar *(meditación Kirtan Kriya)*

- Tener un mayor conocimiento, ser más "consciente" del momento presente, en lugar de pensar en el pasado o en el futuro *(meditación de atención plena)*

- Participar en una práctica espiritual como la oración *(meditación espiritual)*

La meditación ayuda a ejercitar y desarrollar: 1) el manejo de la atención y 2) el manejo de la excitación emocional. Ahora analizaremos los beneficios del manejo emocional (comentaremos la meditación como técnica para entrenar el control atencional en el próximo capítulo).

La variabilidad de nuestra frecuencia cardiaca (VFC) depende de las acciones del sistema nervioso simpático (SNS) y el sistema nervioso parasimpático (SNP). Una rápida frecuencia cardiaca se debe a un aumento de la actividad del (SNS), mientras que una frecuencia más lenta se atribuye a un incremento de la actividad del SNP. La mayoría de las acciones del SNS y SNP son automáticas, subconscientes. ¿Cómo puede usted manejar conscientemente unas acciones involuntarias? Las investigaciones muestran que ésto no sólo es posible, sino que se puede lograr mediante el aprendizaje de algo tan simple como regular su respiración.

Un principio común a todas las técnicas de meditación es centrarse en una respiración lenta y profunda. Controlar nuestra respiración puede ayudar a reducir los síntomas físicos del estrés, como por ejemplo, la alta excitación y reactividad, y el aumento de la frecuencia cardíaca. Cuando respiramos, el aire que entra en los pulmones reduce de forma temporal la influencia del sistema parasimpático sobre la frecuencia cardíaca, produciendo su elevación. Al salir el aire de los pulmones, reactivamos de nuevo la influencia del sistema parasimpático sobre el ritmo cardíaco, lo que produce su disminución. Por tanto, cuando modificamos nuestra respiración, es posible aumentar la influencia del SNP sobre la frecuencia cardíaca, ayudando al organismo a recuperar el equilibrio más rápidamente.

La evidencia de que las técnicas de meditación pueden ayudar a manejar el estrés es clara. Programas de Reducción del Estrés Basada en la Atención Plena (REBAP) han sido validados en múltiples estudios con participantes sanos pero estresados. Estos programas de ocho semanas de duración, utilizan la meditación de atención plena y el yoga para enseñar a los participantes a reaccionar de un modo objetivo frente a situaciones estresantes, concentrándose en su respiración, o caminando. La razón es que entrenando estas capacidades mejoramos la eficiencia de los procesos de autorregulación top-down (de nivel superior a inferior) que regulan las respuestas emocionales, lo cual puede llevar a una reducción en las respuestas del estrés. Por ejemplo, un pequeño experimento del 2008 en el que participaron sesenta personas de mediana edad, mostró que una intervención REBAP dio lugar a una reducción en los niveles de estrés percibido, y a un aumento en la calidad de vida.

Todo esto sucede porque la meditación parece conducir a cambios en una de las estructuras cerebrales que se encarga de las emociones: la amígdala. En otro estudio, se examinaron mediante escáner los cerebros de personas sanas pero estresadas antes y después un programa REBAP. Los resultados mostraron que los niveles de estrés iniciales habían descendido tras la intervención y que esta reducción en el estrés se relacionaba con la disminución en la densidad de un área de la amígdala.

En el mundo clínico, una de las técnicas innovadoras más estudiadas para aliviar los síntomas de la depresión y la ansiedad es la terapia cognitiva basada en mentalización (TBM o TCBM). Esta terapia combina las características de la terapia cognitiva y de la meditación de atención plena. El objetivo es aprender a prestar atención sin juzgar, reconociendo en tiempo real sentimientos y pensamientos destructivos para poder responder de forma constructiva a los mismos, en lugar de reaccionar impulsivamente a ellos.

Un reciente metanálisis evaluó los beneficios de la TBM en base a 39 estudios previos. Todos los estudios en el análisis incluyeron adultos entre 18 y 65 años de edad que padecían trastornos psicológicos (depresión o relacionados con la ansiedad) o trastornos médicos (p.ej., cáncer o dolor crónico). La TBM tuvo gran éxito en reducir la ansiedad y la depresión en ambos grupos. El efecto beneficioso de la TBM se observó a través de una gama relativamente amplia de síntomas graves y se mantuvo un promedio de doce semanas después de la terapia. Estos resultados apoyan el uso reciente de la TBM para la ansiedad y la depresión para solucionar problemas clínicos, pero también realzan el valor de la meditación para preparar a cualquier persona a abordar mejor situaciones estresantes, dado que estamos hablando de una intervención sin efectos secundarios negativos.

Otros tipos de meditación también han demostrado tener efectos positivos sobre el estrés y la cognición. En la primera entrevista de este capítulo podrá leer los resultados de las investigaciones del Dr. Newberg, en base a la meditación Kirtan Kriya.

PUNTOS DESTACADOS DEL CAPÍTULO

- Cierto nivel de estrés es bueno (puede aumentar el estado de alerta), pero un nivel alto y constante de estrés puede causar la muerte neuronal y empeorar el rendimiento cerebral. La clave es el manejo activo del estrés.

- El manejo activo del estrés se puede lograr a través de hábitos de vida tales como el ejercicio físico y el humor, y de técnicas que desarrollen nuestra capacidad de adaptación, como la meditación, y los sistemas de biorretroalimentación que veremos en el próximo capítulo.

ENTREVISTAS

- Dr. Andrew Newberg – El valor de la meditación

- Dr. Robert Emmons – Aumente la felicidad y la salud cultivando la gratitud

- Dr. Brett Steenbarger–Cómo conseguir un rendimiento óptimo en profesiones de alto estrés

Entrevista con el Dr. Andrew Newberg –
El valor de la meditación

PRESENTACIÓN:

El Dr. Andrew Newberg es Profesor Asociado en el Departamento de Radiología y Psiquiatría, y Profesor Adjunto en el Departamento de Estudios Religiosos, en la Universidad de Pennsylvania. Ha publicado diversos estudios de neuroimágenes relacionados con el envejecimiento. También ha investigado las correlaciones neurofisiológicas de la meditación y la oración.

PUNTOS DESTACADOS:

- Los científicos están investigando qué elementos específicos de la meditación pueden ayudar a manejar el estrés y mejorar la memoria.

- La meditación requiere práctica y dedicación; las investigaciones recientes más interesantes buscan técnicas que sean fáciles de enseñar y practicar.

LA MEDITACIÓN PUEDE AYUDAR A MANEJAR EL ESTRÉS Y MEJORAR LA MEMORIA

¿Puede explicarnos cómo comenzó su interés por la conjunción de la investigación sobre el cerebro y la espiritualidad?

Desde niño, siempre tuve un gran interés por la práctica espiritual. Muchas veces me preguntaba cómo nos afecta la espiritualidad y la religión. Con el tiempo llegué apreciar cómo puede ayudarnos la ciencia a explorar y entender el mundo que nos rodea, incluyendo por qué a los seres humanos nos preocupa las prácticas espirituales y religiosas. Esto me llevó, por supuesto, a interesarme de forma particular por la investigación del cerebro.

Durante mis estudios en la Facultad de Medicina, me sentía especialmente atraído por el tema de la consciencia. Fui afortunado al conocer al investigador Dr. Eugene D'Aquili a principios de los 90, quien había estado investigando mucho sobre el efecto de las prácticas religiosas en el cerebro desde los años 70. Gracias a él me di cuenta de que las imágenes cerebrales pueden ofrecer una ventana fascinante al interior del cerebro y la mente.

¿Podemos definir religión frente a espiritualidad, dado que parecen implicar procesos cerebrales diferentes, y comentar por qué saber más acerca de ellos puede ser útil desde un punto de vista meramente científico y secular?

Buena pregunta. Las definiciones siempre son de gran importancia. Considero ser religioso como la participación en rituales organizados y creencias compartidas, como ir a una iglesia. Por otro lado, ser espiritual es más una práctica individual, ya sea meditación, relajación u oración, todo enfocado a expandir nuestro ser, desarrollando nuestra esencia como parte del universo.

Lo que está ocurriendo es que prácticas específicas que tradicionalmente han estado asociadas a contextos religiosos y espirituales también pueden ser muy útiles desde un punto de vista de la salud más allá de dichos contextos. Estamos investigando, por ejemplo, qué elementos de la meditación pueden ayudar a manejar el estrés y mejorar la memoria, y cómo las técnicas de respiración y meditación pueden contribuir a la salud y el bienestar. Por ejemplo, mi laboratorio está llevando a cabo un estudio con quince adultos mayores con problemas de memoria, quienes están practicando la meditación Kirtan Kriya durante ocho semanas. Hemos encontrado resultados muy prometedores en términos del efecto sobre las funciones cerebrales. Este trabajo está siendo financiado por la Fundación de Investigación y Prevención de la Enfermedad de Alzheimer, y hemos presentado una solicitud de subvención al Instituto Nacional de Salud Pública.

¿Puede usted darnos una visión general de los beneficios de la meditación, incluyendo los estudios de Richard Davison sobre la meditación de atención plena?

Existen muchos tipos de meditación – y estamos investigando muchas de ellas – las cuales, por supuesto, comparten algunos elementos comunes, pero también difieren en su naturaleza. El Dr. Davidson tiene acceso al Dalai Lama y muchos practicantes budistas, de forma que gran parte de su investigación se centra en la meditación de atención plena. Nosotros tenemos mejor acceso a monjes Franciscanos y a los practicantes de la meditación Kirtan Kriya.

En esencia, la meditación es un proceso activo que requiere vigilancia y atención, lo que explica porque a menudo encontramos un aumento de la actividad cerebral en los lóbulos frontales durante la práctica. Generalmente, usted tiene que concentrarse en algo, un estímulo verbal o visual, mientras controla su respiración.

Una gran variedad de estudios ya han demostrado los beneficios de la meditación sobre el manejo del estrés, dando lugar a lo que a menudo se denomina Reducción del Estrés Basada en la Atención Plena. Lo que estamos investigando ahora es: ¿Cuáles son los beneficios cognitivos para la atención y la memoria? Está claro que la memoria depende de la atención y la capacidad para descartar las distracciones.

Para medir los patrones de activación cerebral, hemos estado utilizando imágenes SPECT, técnica que consiste en inyectar pequeñas cantidades de trazadores radiactivos en voluntarios, lo que nos ayuda a obtener una mejor visión de lo que sucede durante la práctica. Para medir los beneficios funcionales utilizamos la típica batería de pruebas neuropsicológicas.

MEDITACIÓN EN LA VIDA DIARIA

¿Qué está evitando una mayor adopción de la práctica, de manera similar a la del yoga?

Bueno, la realidad es que la meditación requiere práctica y dedicación, no es algo fácil. Algunas de las técnicas de meditación más estudiadas, como la meditación de atención plena, son muy intensas y necesita ser constante en la práctica.

De hecho, ésta es la razón por la cual estamos investigando técnicas mucho más sencillas de enseñar y aplicar. Queremos ver si la gente puede practicar por sí misma y en su casa, unos cuantos minutos al día, durante varias semanas.

El otro problema es que no existe una práctica estandarizada, de manera que hay mucha confusión y muchas técnicas distintas de meditación, con diferentes prioridades y estilos.

Mi consejo para aquellas personas interesadas, es buscar algo sencillo, fácil para empezar, asegurándose de que la práctica sea compatible con sus objetivos y creencias. Usted tiene que combinar la práctica con sus necesidades: entender los objetivos específicos que tiene en mente, sus horarios y estilo de vida, y encontrar algo práctico. De lo contrario abandonará, de un modo similar a las personas que nunca acuden al gimnasio a pesar de haber pagado la mensualidad.

Recientemente, el conocido columnista del New York Times David Brooks, escribió dos artículos que invitan a reflexionar, uno sobre la "Edad cognitiva en la que vivimos" y otro, sobre "Neural Buddhists", que cita su trabajo. ¿Cuáles son las principales implicaciones generales de su investigación?

Creo que la Filosofía complementa la Ciencia, y que todos los seres humanos podemos beneficiarnos de las prácticas espirituales para conseguir un mayor estado de humanidad, desarrollar la compasión e incrementar la consciencia de forma compatible con todas las creencias religiosas y seculares. Somos seres espirituales y sociales.

Desde el punto de vista de la educación, creo que las escuelas tendrán que reconocer que aprender de memoria no es suficiente, e incluir prácticas mixtas para mejorar la cognición y manejar el estrés.

Este ángulo espiritual puede resultar controversial para algunos miembros de la comunidad científica. ¿Qué le diría usted, por ejemplo, al biólogo Richard Dawkins, un destacado defensor del ateísmo y crítico de la religión?

Le diría que todos vemos el mundo a través de la lente que hay en nuestro cerebro, la cual refleja nuestras experiencias personales, sociales y culturales. Su visión depende de esa lente, al igual que la mía. Todos nosotros tenemos un sistema de creencias. La suya no es particularmente más precisa que la de los demás.

Tenemos que tener cuidado en no tirarlo todo por la borda. Yo no creo que la religión sea una cuestión de blanco o negro. El fundamentalismo es un problema, cuando rechaza hechos claros e ignora los resultados científicos. Pero la religión también posee elementos buenos: la motivación de cuidar a los seres humanos, desarrollar la compasión, y hacer que nosotros mismos y nuestro mundo sean mejores.

¿Cuál es el último hallazgo o reflexión, procedente de su trabajo o del de otros, que usted le gustaría compartir con personas de todas la edades para ayudarles a mantener/mejorar su propia salud cerebral?

Recientemente hemos encontrado que una de las maneras más profundas de mejorar el funcionamiento cerebral es cambiar el modo en que hablamos y escuchamos a los demás. La consciencia, la forma en que nos damos cuenta de nosotros mismos y que se refleja en las decisiones que tomamos, es moldeada en gran parte por nuestro "discurso interno". En otras palabras, tenemos un flujo constante de pensamientos que inundan nuestra memoria de trabajo, y somos conscientes sólo de una pequeña parte de ellos, y durante un breve periodo de tiempo. Por tanto, si queremos ser capaces de recordar algo más de esa pequeña fracción, debemos intentar reducir el ritmo general de la conversación, y también hacer lo que podamos por incrementar la capacidad de nuestra memoria de trabajo. Es aquí donde la meditación puede ser de ayuda –nuestra hipótesis es que la combinación de la atención centrada combinada con la música y los movimientos de las manos, mientras practicamos la meditación sa-ta-na-ma o Kirtan Kriya que hemos estado estudiando, puede contribuir a un aumento de las funciones específicas de la memoria.

Entrevista con el Dr. Robert Emmons – Aumente la felicidad y la salud cultivando la gratitud

PRESENTACIÓN:

El Profesor Robert Emmons estudia la gratitud como Profesor de Psicología en la UC Davis, y es Jefe de Redacción de la Revista de Psicología Positiva. En 2007, publicó "Gracias: Cómo la nueva ciencia de la gratitud puede hacerle más feliz", un libro interdisciplinar que proporciona una síntesis del tema basada en la investigación, así como numerosos consejos prácticos.

PUNTOS DESTACADOS:

- La Psicología Positiva propone el pensamiento positivo y la autorregulación emocional constituye un marco práctico para una mayor felicidad y funcionalidad en la vida.

- La práctica de un "diario de gratitud" puede aumentar los niveles de felicidad significativamente

¿QUÉ ES LA PSICOLOGÍA POSITIVA?

¿Podría usted darnos, por favor, una visión general del campo de la Psicología Positiva, de forma que podamos entender el contexto de su investigación?

¡Por supuesto! Martin Seligman y sus colegas presentaron lo que se denominó "psicología positiva", a finales de los 90, como un antídoto al tradicional énfasis de la "psicología negativa", centrada en tratar problemas como el trauma, la adicción y el estrés. Nosotros queremos poder ayudar a todo el mundo, incluyendo a las personas con una alta capacidad funcional.

¿Y dónde encaja su investigación en este cuadro general?

He estado investigando la gratitud durante casi diez años. El agradecimiento es una emoción positiva que tradicionalmente, ha pertenecido al ámbito de los humanistas y filósofos, y sólo de manera reciente, ha sido objeto de un enfoque más científico. Estudiamos la gratitud no sólo como una disciplina académica, sino también como un marco práctico para mejorar la funcionalidad en la vida, controlando el nivel de felicidad y practicando las habilidades de autorregulación emocional.

LA PRÁCTICA DE LA GRATITUD

¿Cuáles son los tres mensajes más importantes de su reciente libro?

En primer lugar, la práctica de la gratitud puede aumentar el nivel de felicidad significativamente. En segundo lugar, esto no es difícil de lograr—unas horas escribiendo un diario de gratitud durante 3 semanas, puede producir un efecto que dure como mínimo 6 meses, si no más. Tercero, cultivar la gratitud proporciona otros beneficios para la salud, como un sueño más prolongado y de mejor calidad.

¿Cuáles son algunas maneras de practicar la gratitud, y qué beneficios podemos esperar? Háblenos un poco sobre su artículo del 2003 en el Journal of Personality and Social Psychology, donde encontré ideas fascinantes tales como que "La habilidad de advertir, apreciar y saborear los elementos que componen nuestra vida, es un elemento básico de nuestro bienestar."

El método más común que utilizamos en nuestra investigación, es pedirle a la persona que haga un "Diario de Gratitud", en el que debe escribir algo por lo cual se sienta agradecida. Haciendo ésto 4 veces por semana, tan sólo durante 3 semanas, a menudo es suficiente para crear una diferencia significativa en el nivel de felicidad. Otro ejercicio es escribir una "Carta de Gratitud" a una persona que haya ejercido una influencia positiva en nuestra vida, la cual no hayamos agradecido adecuadamente en el pasado. Posteriormente, debemos encontrar a dicha persona para leerle nuestra carta en persona.

Los beneficios parecen ser muy similares con ambos métodos, en cuanto a una mayor felicidad, salud y bienestar. La mayoría de los resultados fueron auto-reportados, pero hay un creciente interés por la medición de datos objetivos tales como, los niveles de cortisol y estrés, la variabilidad de la frecuencia cardíaca, e incluso patrones de actividad cerebral. El trabajo de Richard Davidson es ejemplar en este sentido, mostrando cómo la práctica de la atención plena puede reconfigurar algunos patrones de activación en los lóbulos frontales.

Ahora, déjeme hacerle un resumen del artículo que usted mencionó, titulado "*Counting Blessings versus Burdens: An Experimental Investigation of Gratitude and Subjective Well-Being in Daily Life*". El artículo incluye tres estudios distintos, de manera que sólo podré ofrecerle un vistazo rápido. Se les pidió a más de cien adultos que hicieran un diario, y estos fueron asignados al azar a tres grupos diferentes. El grupo A tenía que escribir sobre cosas por las cuales estaban agradecidos. El grupo B, acerca de cosas que les molestaban o irritaban. El grupo C, sobre cosas que habían tenido un gran impacto en sus vidas. Dos de estos tres experimentos fueron muy intensos y a corto plazo (escribir un diario durante 2-3 semanas), mientras el otro requería una entrada semanal durante 10 semanas.

Después de analizar los tres estudios, encontramos que las personas del grupo de gratitud, por lo general, mostraban mayores niveles de bienestar que las de los grupos de comparación, especialmente con las del grupo B (el único que escribió sobre lo que les molestaba), pero también con las del grupo "neutral".

En el estudio más largo, el cual duró 10 semanas, también vimos un efecto positivo en las horas de sueño y en el tiempo dedicado al ejercicio, con expectativas más optimistas para la siguiente semana y muchos menos síntomas físicos reportados, como por ejemplo, el dolor. Además, observamos un incremento en la conexión con otras personas y en la voluntad de ayudarlas a resolver problemas personales.

¿Podemos decir entonces que es posible entrenarse para desarrollar una perspectiva más optimista de la vida, que resulte en mejoras de la salud y el bienestar? ¿Qué cree usted que impide a muchas personas beneficiarse de los resultados de estas investigaciones?

Muy buena pregunta, muy a menudo pienso en eso. Creo que muchas personas no se sienten cómodas al hablar de estos temas, ya que suenan demasiado espirituales o religiosos. Otras simplemente no desean sentir que están en deuda con las personas que les ayudaron, y nunca llegan a experimentar la energía, el entusiasmo y los beneficios sociales que producen una vida más conectada y agradecida.

Usted nos habla de la gratitud. Otros psicólogos positivos se centran en el perdón. ¿Cómo podemos saber cuál de estas técnicas puede sernos útil?

La clave está en reflexionar sobre nuestros objetivos y situación actual. Por ejemplo, la práctica del perdón puede ser la más adecuada para personas que tengan altos niveles de enfado y resentimiento. Se ha demostrado que la terapia cognitiva es muy efectiva contra la depresión. La gratitud es diferente, ya que es lo más adecuado para los individuos altamente funcionales que simplemente desean sentirse mejor, es decir mejorar lo positivo.

Entrevista con el Dr. Brett Steenbarger-Cómo conseguir un rendimiento óptimo en profesiones de alto estrés

PRESENTACIÓN:

El interés central de las investigaciones del Dr. Brett Steenbarger es la utilización de la neurociencia cognitiva en profesiones de alto estrés como el mercado bursátil y las finanzas. El Dr. Steenbarger ha desempeñado muchas funciones, incluida la del Profesor Asociado de Ciencias de la Conducta y Psiquiatría en la Universidad de Medicina SUNY Upstate. Es autor del reciente libro *"Enhancing Trader Performance: Proven Strategies From the Cutting Edge of Trading Psychology"*, y escribe columnas periodísticas para Trading Markets y otras publicaciones.

PUNTOS DESTACADOS:

- Todo profesional puede beneficiarse siguiendo el ejemplo de los atletas de élite, entendiendo y usando herramientas a nuestra disposición como libros, programas de simulación, programas de biorretroalimentación para el control emocional e instructores.

- Muchas personas no llegan a un rendimiento de alto nivel porque no se encuentran lo suficientemente motivadas para seguir el mismo entrenamiento sistemático e intensivo que los profesionales de élite.

¿QUÉ PUEDEN APRENDER LOS INVERSORES Y OTROS PROFESIONALES DE LOS ATLETAS DE ÉLITE?

Díganos por favor el origen de su interés por la psicología y la neurociencia aplicada.

Mi principal interés es cómo mejorar el desarrollo emocional y cognitivo entre los inversores, para ayudarles a tener más éxito. Mi primer libro, *"The Psychology of Trading"*, se centraba en el control de las emociones y el estrés, y trataba de ayudar a los inversores – tanto profesionales como aficionados – a superar los conflictos emocionales. Mi nuevo libro, *"Enhancing Trader Performance"*, ayuda a los inversores a desarrollar sus propios programas de entrenamiento para fortalecer sus capacidades mentales y mejorar su rendimiento.

¿En qué se basa su nuevo libro "Enhancing Trader Performance"?

Se basa en la observación de que los profesionales de élite en ámbitos altamente competitivos comparten rasgos comunes. Esto incluye personas en áreas como el atletismo, las artes escénicas, el ajedrez, militar y la medicina. Analicé la investigación respecto a lo que hace que una persona tenga éxito en estos campos, buscando los factores comunes y posteriormente, aplicando los resultados a los inversores.

¿Cuáles son esos factores comunes en los profesionales de alto nivel? Y ¿cuál es la diferencia entre los profesionales de élite y el resto?

Los grandes profesionales se diferencian principalmente por la estructura de su proceso de aprendizaje. Desde una edad relativamente temprana, participan en un proceso intensivo de aprendizaje que desarrolla sus talentos naturales. Encuentran un nicho – un campo en el que pueden emplear su talento – y se sumergen de una manera deliberada y sistemática en un proceso de aprendizaje que les proporciona una evaluación continua de su rendimiento.

La receta para el éxito parece ser la combinación de talento, habilidad, trabajo duro y oportunidad. Por el contrario, muchas personas que no terminan desarrollándose a un alto nivel, se dejan llevar por razones prácticas hacia ciertos campos en los que no están motivadas para seguir el mismo nivel de entrenamiento sistemático e intensivo que los profesionales de élite.

¿Qué tipo de entrenamiento y práctica puede ayudar a alcanzar el máximo nivel de rendimiento en profesiones de alto estrés?

En cualquier campo, los grandes profesionales dedican igual o más tiempo a practicar que a la ejecución real de la actividad. Para un rendimiento de alto nivel, uno necesita proteger y optimizar el tiempo de práctica y aprendizaje. Sugiero que todo profesional debería estructurar su proceso de aprendizaje, incluyendo varios componentes:

- Herramientas de simulación y biorretroalimentación: Existen muy buenos programas de simulación que pueden ayudar a los inversores a familiarizarse con los patrones más comunes del mercado y asimilarlos. La capacidad de jugar y repetir los días de mercado, ofrece a los inversores la oportunidad de acelerar y profundizar su aprendizaje. Otro conjunto de herramientas, incluye los programas de biorretroalimentación, que ayudan a los inversores a controlar sus emociones. La biorretroalimentación es especialmente útil para reducir la excitación emocional que puede afectar a las funciones ejecutivas, tales como el buen juicio, la planificación, el análisis y el razonamiento.

- Reflexión y evaluación regular: A día de hoy muchos profesionales cuentan con una gran cantidad de datos a su disposición. Los patrones revelados mediantes estas estadísticas pueden ayudar a identificar puntos fuertes y débiles. Muchas veces, reforzar el éxito es más importante que tratar de modificar sus debilidades. La evaluación constante de los resultados muestra lo que estamos haciendo bien – y nos ayuda a seguir haciéndolo.

- El papel de mentores y entrenadores: En campos como la música y el deporte, los entrenadores ayudan a los estudiantes a desarrollar su rendimiento en capacidades específicas para, posteriormente, trabajar sobre éstas en combinación. Un buen entrenador o mentor puede organizar el proceso de aprendizaje para el estudiante en desarrollo y ayudarle a avanzar en el proceso de pasar desde ser un novato a un profesional competente, hasta finalmente llegar a ser un experto.

Las personas que aspiran al alto rendimiento en cualquier campo deben prestar atención a lo que realmente les atrae, para estar verdaderamente motivados y poder aprender constantemente, completamente sumergidos en el desarrollo de sus habilidades. Si usted tiene que motivarse continuamente para trabajar en algo, probablemente no es su vocación.

PROGRAMAS DE ENTRENAMIENTO CEREBRAL: PRESENTE Y FUTURO

¿Qué futuro ve al campo del entrenamiento cerebral?

Creo que cada vez veremos más herramientas para mejorar la salud cerebral y cognitiva mediante ejercicios organizados, tal y como podemos fortalecer nuestros músculos en un gimnasio.

Un aspecto muy importante es el control de las reacciones emocionales. Las técnicas conductuales pueden ser muy útiles para mantener la calma, la mente abierta y una buena actitud. Para muchas personas que se enfurecen y se frustran con frecuencia cuando las cosas no salen como deberían les recomiendo ejercicios de respiración profunda y visualización, los cuales, después de un poco de práctica, se pueden aplicar muy fácilmente cuando los necesitamos. Estas técnicas se pueden reforzar usando programas de biorretroalimentación, los cuales ofrecen un análisis visual en tiempo real del "rendimiento interno", indicando si nos encontramos en la zona óptima de aprendizaje, o estamos demasiado estresados y ansiosos para una buena toma de decisiones.

Es importante entender el papel de las emociones ya que éstas no son "malas" y son señales muy útiles. Es importante ser consciente de ellas para evitar que nos dominen, y aprender a manejarlas como aliadas.

¿Cuál es el último hallazgo o reflexión, procedente de su trabajo o del de otros, que le gustaría compartir con personas de todas las edades, para ayudarles a mantener/mejorar su propia salud cerebral?

Yo trabajo principalmente con inversores y operadores del mercado financiero. Éstos se enfrentan al estrés, al riesgo y a la incertidumbre a diario, y necesitan mantenerse en calma y centrados para poder tomar las mejores decisiones posibles. En su último libro *"The Hour Between Dog and Wolf"*, John Coates resume muy bien la evidencia de que el funcionamiento interior de nuestro cerebro y organismo afecta a cómo pensamos, sentimos y nos comportamos. El reto por mantener y aumentar nuestra salud cerebral es en parte, el reto de vencer nuestra herencia biológica: no siempre es prudente atacar o huir cuando nuestro cuerpo se encuentra en estado amenazado de "lucha o huida".

Cuando nos ponemos en situaciones de emergencia simuladas (por medio de la visualización y la imaginación dirigida, a través de la hipnosis o de las situaciones escenificadas) y ensayamos las respuestas óptimas, podemos cultivar la resistencia a las situaciones más difíciles. Si bien ésto, es claramente importante en profesiones como la de bombero, policía, atleta o inversor, este tipo de entrenamiento también puede ayudarnos a afrontar mejor los retos de la vida diaria, desde ser padres a manejar conflictos laborales.

En resumidas cuentas, creo que debemos ver la vida como un gran gimnasio, y los obstáculos que encontramos como las pesas que tenemos que levantar para fortalecer nuestros músculos. Cuando uno puede ver los retos como oportunidades para el desarrollo, y no como lamentables obstáculos que evitar a toda costa, ya está en el buen camino hacia el mayor rendimiento cerebral.

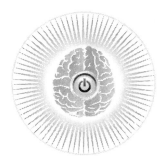

CAPÍTULO 8

ENTRENANDO TODO NUESTRO CEREBRO

En una sociedad moderna nos enfrentamos cada vez más a una gran cantidad de problemas complejos e interconectados. Para poder lidiarlos de manera satisfactoria necesitamos un cerebro de alto rendimiento en una variedad de funciones cognitivas, emocionales y ejecutivas. Por consiguiente, esperamos que el entrenamiento mental multidisciplinar se convierta en pocos años en una corriente tan dominante como lo es ya el entrenamiento del cuerpo. El objetivo de este capítulo es ayudarle a entender los beneficios y las limitaciones de un creciente número de herramientas de entrenamiento mental basadas en la neurociencia moderna.

¿QUÉ ES EL ENTRENAMIENTO MENTAL?

Podemos definir el entrenamiento mental como el uso eficiente y estructurado de ejercicios mentales diseñados para desarrollar capacidades y redes cerebrales clave. Su objetivo es mejorar funciones específicas del cerebro, de un modo similar al acondicionamiento físico. Dado que "las neuronas que se activan juntas, se fortalecen juntas" (véase el Capítulo 1), la estimulación repetida (entrenamiento) de una red específica de neuronas da como resultado nuevas y más fuertes conexiones en esta red. Ésto a su vez, da lugar a una mayor eficiencia neuronal que produce un rendimiento mental mayor y más constante.

¿Cuál es la diferencia entre entrenamiento y estimulación mental?

Como hemos comentado anteriormente, cualquier cosa que hagamos que implique novedad, variedad y desafío, estimula el cerebro y puede contribuir a aumentar la reserva cognitiva. Por ejemplo, aprender a tocar el piano activa varias funciones cerebrales (atención, memoria, habilidades motoras, etc.), provocando cambios en las redes neuronales correspondientes. Sin embargo, debemos ser conscientes de que dicha actividad puede llevar miles de horas antes de ver resultados significativos a nivel de la salud y el rendimiento de su cerebro. Tomemos una analogía del mundo de la salud física. Usted puede intentar mantenerse en forma jugando al fútbol con sus amigos (una actividad recreativa ciertamente mejor que ver un documental sobre el fútbol) y ADEMAS esforzarse en el gimnasio en el entrenamiento de capacidades y grupos musculares específicos como la resistencia cardíaca, los músculos abdominales y de la piernas. No es lo uno o lo otro.

¿Cuáles son las condiciones para que el entrenamiento mental funcione?

Esa es la pregunta del millón. Existe una evidencia creciente de que el entrenamiento mental puede funcionar. Pero la pregunta real es cómo maximizar las posibilidades de transferencia de nuestro entrenamiento a nuestra vida real personal y profesional.

Como mencionamos anteriormente, la mejor referencia para comparar el valor del entrenamiento mental frente a decenas de otras alternativas, es el amplio meta-análisis del NIH publicado en 2010. Su conclusión fue que el entrenamiento cognitivo mostró un efecto protector, al igual que la actividad física.

¿Por qué entonces seguimos escuchando a menudo que el entrenamiento mental no funciona? Debido a las diferentes ideas erróneas de lo que significa "entrenamiento mental" y "funciona". Una máquina para entrenar los músculos abdominales probablemente no "funcionará" si lo que queremos mejorar en la tensión arterial. Un "avión" no volará si no es un avión sino una motocicleta.

Un factor clave a tener en cuenta cuando evaluamos si un programa o método de entrenamiento mental funciona es el alcance de la "transferencia" de los efectos de dicho entrenamiento a tareas no entrenadas y a beneficios tangibles en la vida diaria. Es indudable que con la práctica, generalmente se perfecciona la actividad entrenada. Por ejemplo, cuantos más crucigramas hagamos mejor los haremos. La pregunta es si esta mejora se transfiere a otras actividades desarrolladas en la vida diaria que no han sido objeto de entrenamiento.

Basándonos en un análisis pormenorizado de ejemplos documentados de técnicas de entrenamiento mental que "funcionan" o se "transfieren", sugerimos las siguientes cinco condiciones que tiene que cumplir un programa de entrenamiento mental:

1. El entrenamiento debe fortalecer un circuito neuronal o capacidad cerebral que sea importante en la vida real. Ejemplos notables incluyen la atención ejecutiva, la memoria de trabajo, la velocidad de procesamiento y la regulación emocional, así como otras capacidades mencionadas por los científicos entrevistados en este libro. Muchos supuestos juegos de "entrenamiento mental" fracasan en su propósito porque nunca fueron diseñados adecuadamente para entrenar funciones cerebrales relevantes.

2. El entrenamiento debe priorizar el solucionar una necesidad específica y real del individuo–de lo contrario es un ejercicio de vanidad similar a desarrollar los bíceps más grandes de nuestra ciudad al tiempo que descuidamos el resto del cuerpo. Una pregunta clave es: ¿Cuál es la función cerebral que necesitamos optimizar? Con el ejercicio físico, el entrenamiento efectivo comienza con un objetivo en mente: ¿Mejorar los músculos abdominales?, ¿los bíceps? ¿la capacidad cardiovascular? Por tanto, debemos preguntarnos: ¿El objetivo es optimizar la concentración?, ¿la memoria?, ¿regular el estrés y las emociones? La elección de una técnica o tecnología debe estar basada en su objetivo. Por ejemplo, si necesita entrenar sus funciones ejecutivas pero utiliza un programa diseñado para mejorar la velocidad de procesamiento, es posible que llegue a la conclusión de que di-

cho programa no "funciona". Sin embargo, este programa puede funcionar para alguien cuya dificultad sea la velocidad de procesamiento (como sucede a menudo en los adultos mayores).

3. Para una mejora real es necesario una "dosis" mínima de 15 horas por cada función cerebral, durante un periodo aproximado de 8 semanas. Un entrenamiento de sólo unas pocas horas en una amplia variedad de funciones cerebrales, como es el caso del experimento del "entrenamiento cerebral de la BBC" y de muchos sitios de Internet similares, no resultarán en verdaderos beneficios, de la misma manera que ir al gimnasio un par de veces al mes y realizar una gran variedad de actividades no producirá un aumento de la fuerza muscular ni de la aptitud física.

4. El entrenamiento debe adaptarse a los resultados, y requerir todo su esfuerzo y atención, a través de niveles de dificultad progresivos. Esta es una de las principales ventajas de los programas computarizados de "entrenamiento mental" sobre las actividades realizadas con papel y lápiz. Piense en el número de horas que ha dedicado haciendo crucigramas o rompecabezas de Sudoku, o en dominar un tema nuevo para luego abandonar, bien porque era demasiado fácil para usted y se hizo aburrido, bien porque era demasiado difícil y frustrante. El entrenamiento interactivo y automatizado tiene la capacidad de analizar constantemente su nivel de rendimiento y adaptarse en consecuencia.

5. A largo plazo, la clave es una práctica continuada para mantener unos beneficios constantes. Al igual que no esperaría obtener unos beneficios para toda la vida por salir a correr unas pocas horas este mes, y luego no hacer más ejercicio de nuevo, tampoco debería esperarlos de una actividad de entrenamiento mental realizada una sola vez. Recuerde que las "células que se activan juntas, se fortalecen juntas" – aunque la dosis mínima descrita anteriormente puede actuar como antesala para empezar a ver beneficios, la práctica continuada es una condición indispensable para la transferencia de beneficios reales a lo largo del tiempo.

LA NECESIDAD DEL ENTRENAMIENTO MULTIDISCIPLINAR

Las circunstancias y los objetivos de cada persona influyen en las funciones cerebrales que debe entrenar. Por ejemplo, si usted es un ejecutivo muy ocupado y altamente estresado, quizá pueda estar interesado en el control del estrés y el aumento de la adaptación emocional. Si es un adulto de más de 60 años, mejorar la velocidad de procesamiento de información y la memoria de trabajo puede ser un mejor comienzo.

Dada la ausencia de sistemas de evaluaciones fiables y ampliamente disponibles para determinar sus dificultades específicas, y de métodos de entrenamiento cerebral perfectamente validados y estandarizados, creemos que la estrategia más razonable es comenzar por un entrenamiento multidisciplinar utilizando las metodologías más efectivas y eficientes en base a la investigación científica disponible hoy.

Veamos los cuatro métodos principales de entrenamiento mental en base a las mejores investigaciones publicadas a día de hoy, 11 de julio de 2013.

LA MEDITACIÓN PARA ENTRENAR RESPUESTAS EMOCIONALES Y ATENCIÓN

Como vimos en el capítulo anterior, está demostrado que la meditación mejora funciones como la regulación emocional y la atención. Como tal, se puede considerar como una técnica de entrenamiento mental – puede que incluso la original.

Existen muchos estilos de meditación. Puesto que la meditación de atención plena es el tipo de meditación más estudiado científicamente, nos centraremos principalmente en ella. La atención plena se refiere a un proceso que conduce a un estado mental con conciencia imparcial de la experiencia en el momento (de nuestras ideas y sensaciones, así como del entorno).

Existen dos funciones cerebrales principales que pueden mejorarse mediante la meditación de atención plena, una tiene que ver con la emoción y la otra con la atención. En el capítulo anterior nos centramos en la autorregulación del estrés. La práctica de la meditación también puede ayudar a entrenar la capacidad de controlar su foco de atención, para mantenerse concentrado mientras ignora las distracciones.

Experimentos científicos de buena calidad, en los cuales personas que nunca habían practicado la meditación se formaron en esta técnica, y se compararon con personas inexpertas que no recibieron entrenamiento, demostraron los efectos beneficiosos de la meditación sobre el control de la atención. Por ejemplo, para un estudio en 2007, el Dr. Michael Posner y sus colegas asignaron participantes al azar a un Entrenamiento Integral Cuerpo-Mente (IBMT) o a un entrenamiento de relajación. Ambos programas duraron 5 días, con 20 minutos de entrenamiento al día. El IBMT es una técnica de meditación desarrollada en China en los años noventa. Se trata de lograr un estado equilibrado de relajación mientras se centra la atención. Aunque el control del pensamiento se consigue con la ayuda de entrenador mediante la postura, la relajación, la armonía del cuerpo y la mente y el equilibrio. Los resultados de este estudio mostraron que después del entrenamiento, los participantes del grupo que realizó el programa IBMT, presentó una mayor mejora en una tarea de atención ejecutiva que el grupo de control. La práctica del IBMT también ayudó a reducir los niveles de cortisol causados por estrés mental. En 2010, el mismo equipo de investigadores repitió este estudio analizando también mediante escáner, el cerebro de los 45 participantes. El entrenamiento IBMT dio lugar a cambios en las conexiones neuronales que implican la cíngula anterior, un área del cerebro relacionada con la habilidad para regular las emociones y el comportamiento. Once horas de meditación fueron suficientes para provocar cambios en un área del cerebro relacionada con la autorregulación – y esta "dosis" concuerda con las 10 – 15 horas mínimas por función central específica, mencionada anteriormente para un entrenamiento exitoso.

Recientemente, un estudio demostró que un programa de Reducción del Estrés Basado en la Atención Plena (REBAP) también podría modificar la estructura del cerebro. Los participantes en el programa meditaron durante 30 minutos al día, durante 8 semanas. Al final del entrenamiento, el cerebro de los participantes entrenados mostró cambios que no se produjeron en el de aquéllos que no habían entrenado. La materia gris era densa en varias partes del cerebro implicadas en el aprendizaje, la memoria, la empatía y regulación emocional, sugiriendo que la meditación puede modificar la eficiencia de estas funciones cerebrales.

El IBMT y MBSR parece que incrementan la atención selectiva. ¿Esto es válido para todos los tipos de meditación? No todos han sido probados pero es posible; la clave parece ser concentrarse en un estímulo específico mientras se medita, y de esta forma, se puede controlar este tipo de atención. Por ejemplo, puede leer la entrevista del Dr. Newberg en el capítulo anterior acerca de los beneficios de la meditación Kirtan Kriya, la cual es particularmente interesante dado su protocolo de tan sólo 12 minutos al día durante 8 semanas.

En resumen, existe la evidencia de que la meditación puede aumentar nuestro control atencional, y éste es un factor fundamental en la optimización de la salud cerebral y el rendimiento. Como el Dr. Newberg subraya: "Está claro que la memoria depende de la atención y la capacidad de eliminar las distracciones. Mi consejo para aquellas personas interesadas, es buscar algo sencillo, fácil para empezar, garantizando que la práctica es compatible con nuestros objetivos y creencias. Usted tiene que combinar la práctica con sus necesidades y entender los objetivos específicos que tiene en mente, sus horarios y estilo de vida, y encontrar algo práctico. De lo contrario, abandonará (al igual que las personas que nunca han acudido al gimnasio a pesar de haber pagado la mensualidad)."

LA TERAPIA COGNITIVO-CONDUCTUAL PARA REPLANTEAR PROCESOS MENTALES

La terapia Cognitiva (TC) es un tipo de Terapia Cognitivo-Conductual (TCC) fundada por el Dr. Aaron Beck. Se basa en la idea de que la manera en que las personas perciben sus experiencias influye en sus comportamientos y emociones. El terapeuta enseña al paciente a manejar conscientemente sus habilidades cognitivas para modificar sus ideas y acciones. La TC tiene como objetivo mejorar conductas específicas como la planificación y flexibilidad. La TC ha demostrado ser eficaz en muchos contextos como la depresión, altos niveles de ansiedad, insomnio, trastorno obsesivo compulsivo y fobias.

Estudios de neuroimágenes muestran los efectos de TC en el cerebro. Tomemos, por ejemplo, la fobia a las arañas. En 2003, Vincent Paquette y sus colegas mostraron que, antes de la terapia cognitiva, el miedo inducido por la visualización de películas sobre arañas estaba relacionado con una importante activación de áreas específicas del cerebro como la amígdala. Después de finalizar la intervención (una sesión de grupo de tres horas por semana, durante cuatro semanas), la visualización de las mismas películas sobre arañas no provocó la activación de estas áreas. La Dra. Judith Beck, hija del Dr. Aaron Beck, explicó que los adultos participantes en este estudio pudieron "entrenar sus cerebros", lo cual dio lugar a una reducción de la respuesta de estrés producida por las arañas.

Por tanto la TC parece ser efectiva en el tratamiento de varias condiciones clínicas. ¿Y qué hay del uso de la TC para ayudar a individuos sanos a modificar procesos de pensamiento no deseados? Recientemente, la Dra. Judith Beck ha empleado con éxito la TC para ayudar a las personas que están a dieta a adquirir nuevas habilidades con el fin de alcanzar sus objetivos de peso y salud (véase la entrevista de la Dra. Beck al final del capítulo). De acuerdo con la Dra. Beck, el principal problema para mantener el peso deseado consiste en una falta de habilidades cognitivas que se pueden adquirir mediante entrenamiento. ¿De qué habilidades habla la Dra. Beck? La mayoría son funciones ejecutivas: las habilidades para planificar con antelación, de automotivarse y controlar nuestra propia conducta, etc.

En 2005, un grupo de investigadores llevaron a cabo un ensayo controlado aleatorio, confirmando los efectos de la TC en la pérdida de peso. De un total de 65 participantes, casi todos completaron el programa, y la intervención (30 horas en total durante 10 semanas) mostró una importante reducción de peso a largo plazo en comparación con las 40 personas del grupo de control. Significativamente, esta reducción era incluso mayor al de 18 meses que inmediatamente después del programa.

EL ENTRENAMIENTO COGNITIVO PARA OPTIMIZAR FUNCIONES COGNITIVAS Y EJECUTIVAS

Durante muchos años, los neuropsicólogos han ayudado a personas que padecen diversas lesiones cerebrales a volver a aprender a hablar, caminar y tomar decisiones. Entre otras herramientas, han empleado ejercicios cognitivos computarizados para reentrenar las capacidades afectadas. En los últimos años se han comenzado a comercializar una variedad de programas que hacen que el entrenamiento cognitivo esté disponible al publico general a través de la red y/o de aplicaciones móviles, presentado una mayor oportunidad y un mayor desafío.

Podemos definir el "entrenamiento cognitivo" como una aplicación completamente automatizada diseñada para evaluar y mejorar funciones cognitivas específicas. Los programas computarizados pueden ofrecer actividades para ejercitar diferentes estructuras cerebrales y capacidades cognitivas, respondiendo continuamente al rendimiento y aumentando el nivel de dificultad de manera progresiva. Uno puede acceder a estos programas online o mediante teléfonos inteligentes y tabletas, y algunas veces requieren elementos de hardware específicos. Algunos se venden directamente al consumidor, otros sólo se ofrecen bajo supervisión médica.

La pregunta del momento es: ¿Son estos programas efectivos?

Para responder la pregunta, vamos primero a analizar porque el sistemático meta- análisis del NIH en 2010 consideró el entrenamiento cognitivo como un factor de protección contra el deterioro cognitivo. Al evaluar el impacto del entrenamiento cognitivo, uno de los principales estudios revisados fue el estudio ACTIVE realizado por Willis y sus colegas. Este estudio fue uno de los primeros grandes ensayos aleatorios controlados publicado en el área del entrenamiento cognitivo. Los varios miles de participantes en su innovador estudio tenían una media de 73.6 años, y fueron expuestos a diversas formas de entrenamiento mental con ejercicios de razonamiento, memoria y velocidad. El entrenamiento de la velocidad de procesamiento fue computarizado. Los participantes mostraron una mejoría en las habilidades entrenadas y cierta transferencia a tareas no entrenadas, y retuvieron un porcentaje significativo de estas mejoras después de cinco años. El grupo que recibió formación en la velocidad de procesamiento mostró las mejoras más destacadas a corto y largo plazo. En base a una revisión de numerosas publicaciones que salieron de este estudio, el análisis del NIH en 2010 concluyó que el entrenamiento cognitivo confiere un modesto pero consistente beneficio a las funciones cognitivas y puede ser considerado un elemento protector contra el deterioro cognitivo. Si bien dista mucho de ser la panacea, es de destacar que una intervención que sólo duró diez horas en un año, aún mostró beneficios medibles cinco años después.

Desde la publicación del estudio ACTIVE, un creciente número de ensayos controlados aleatorios han demostrado cómo un programa de entrenamiento cerebral bien dirigido puede producir mejoras tanto cognitivas como de otro tipo en la vida diaria. Al mismo tiempo, muchos otros estudios no han encontrado tales beneficios. Razón tuvo Aristóteles cuando dijo: "La virtud es el medio entre dos vicios." Es igualmente importante no caer embaucados por reclamos comerciales exagerados, ni tampoco ignorar oportunidades significativas actualmente disponibles .

Un programa computarizado, el "Brain Fitness Classic" de Posit Science (un precursor del brainHQ, sobre el que hablaremos más adelante en este capítulo), fue sometido a pruebas en el estudio IMPACT (Mejora de la Memoria con Entrenamiento Cognitivo Adaptativo Basado en la Plasticidad) dirigido por la Dra. Elizabeth Zelinski (véase su entrevista al final del Capítulo 4). Los participantes, 487 personas sin ningún problema cognitivo, eran personas mayores de 65 años. La mitad de ellos utilizaron los seis ejercicios cerebrales incluidos en el programa computarizado, una hora al día, cinco días a la semana, durante 8 semanas (40 horas en total). La otra mitad, pasó el mismo tiempo usando ordenadores para ver programas educativos sobre historia, arte y literatura, y se les sometió a un examen escrito después de cada sesión. Los participantes en el grupo de entrenamiento mejoraron en las tareas entrenadas. Curiosamente su rendimiento, en medidas estandarizadas de memoria y atención, también mejoró, lo que sugiere cierto nivel de transferencia de beneficios, tanto justo después del entrenamiento como tres meses después.

Otra área prometedora es el entrenamiento de la memoria de trabajo (MT). Ésta es el sistema de memoria que le permite mantener información de forma breve en la mente, con el fin de realizar una tarea determinada. En 2005, Torkel Klingberg y sus colegas dirigieron un estudio aleatorio controlado para probar si el uso del programa Cogmed de entrenamiento de la memoria de trabajo podría ayudar a mejorar su rendimiento en niños con déficit de atención/ trastorno de hiperactividad (DATH). El período de entrenamiento duró como mínimo 20 días. Los resultados mostraron que el entrenamiento de la MT usando Cogmed, aumentó el rendimiento de los niños en tareas entrenadas así como en la respuesta de inhibición y el razonamiento complejo. Los beneficios aún estaban presentes cuando los niños fueron examinados de nuevo 3 meses después del entrenamiento. Desde el 2005, muchos otros estudios llevados a cabo por científicos independientes han demostrado una variedad de beneficios del uso de Cogmed en niños y adolescentes con DATH, en pacientes con lesiones cerebrales, y posiblemente en adultos mayores. Otro protocolo para mejorar la memoria de trabajo consiste en la llamada tarea n-dual. Para más información sobre esta intervención, puede leer la entrevista con el Dr. Martin Buschkuehl al final de este capítulo.

Otros dos estudios recientes muestran que los beneficios del entrenamiento cognitivo a veces pueden transferirse a aspectos inesperados. Un estudio tomó los datos de ACTIVE, y constató que el entrenamiento del razonamiento y la velocidad de procesamiento resultaron en una mejora en la sensación de autocontrol. Otro estudio demostró que el entrenamiento de habilidades de razonamiento inductivo, durante 16 semanas, aumentó la apertura a nuevas experiencias en adultos mayores, un rasgo de personalidad que se creía fijo.

En resumen, el creciente número de pruebas sugiere que muchas funciones cerebrales que se creían fijas, como la memoria de trabajo, en realidad se pueden entrenar a cualquier edad, y que la transferencia a las tareas no entrenadas, aunque no es fácil, sí es posible. Esto puede no parecer mucho, pero representa un importante paso si miramos veinte años atrás, cuando muchos científicos hubieran dicho que el cerebro de un adulto no tiene capacidad de plasticidad, de cambio a mejor.

LA BIORRETROALIMENTACIÓN PARA SUPERVISAR Y MEJORAR LAS RESPUESTAS FISIOLÓGICAS

En el capítulo anterior hemos comentado varias opciones para regular el estrés y desarrollar la adaptación emocional. Una opción adicional, que puede considerarse una forma de entrenamiento mental dada su estructura y su eficacia, es mediante el uso de productos de biorretroalimentación. Los dispositivos de biorretroalimentación pueden medir y mostrar diversas variables fisiológicas, como la conductividad de la piel y variabilidad de la frecuencia cardíaca, ayudando al usuario a aprender a supervisar y regular sus respuestas fisiológicas. La tecnología básica se ha empleado durante décadas en el campo de la medicina, y recientemente está llegando a precios razonables para todos los usuarios, ofreciendo un estupendo complemento a la meditación, ya que agrega un circuito de retroalimentación para un mejor autocontrol y perfeccionamiento de las prácticas de respiración, atención y visualización.

La neurorretroalimentación es un tipo de la biorretroalimentación que depende de mediciones de la actividad cerebral. Mediante la neurorretroalimentación se miden ondas cerebrales que proporcionan retroalimentación sobre los diferentes estados mentales como el estado de alerta o de relajación. Pese a la creciente disponibilidad de estos dispositivos a un precio relativamente razonable, creemos que la neurorretroalimentación es todavía una herramienta útil principalmente en contextos clínicos y de investigación, no para el usuario medio.

Por el contrario la biorretroalimentación basada en la variabilidad del ritmo cardíaco (VRC) cuenta con el apoyo de una base de pruebas más desarrollada, y con dispositivos bastante económicos, por lo cual nos parece un mejor punto de partida para la autorregulación emocional y del estrés.

Los productos de biorretroalimentación pueden ayudar a los usuarios a influir en su variabilidad del ritmo cardíaco mediante la respiración y técnicas de visualización, y a menudo vienen con ejercicios en forma de juegos que ayudan a dominar las principales técnicas. Esto es muy importante dado que las emociones afectan fuertemente a la cognición. El estrés no bien manejado, como hemos mencionado anteriormente, puede ser muy perjudicial para el buen funcionamiento de nuestro cerebro. Por tanto, es muy importante aprender cómo autorregular nuestras emociones (no ignorarlas y dejar que nos aturullen) para mejorar la salud y el rendimiento de nuestro cerebro.

ANÁLISIS DE LOS PROGRAMAS LÍDERES PARA EL ENTRENAMIENTO MENTAL

Cuando se trata de entrenamiento mental, existe una enorme variedad en cuanto al propósito para el que han sido diseñadas las distintas intervenciones, cuántas pruebas las respaldan, y cuáles son sus beneficios reales. Esta amplia variedad confunde a menudo tanto a los usuarios como a los expertos. En este libro queremos presentar una guía clara y sencilla sobre algunos "puntos de partida razonables". Nuestra intención aquí es proporcionar información práctica para aquéllos que estén interesados en complementar otras opciones del estilo de vida con un programa autodirigido y basado en la tecnología, no ofrecer un análisis detallado de todo el mercado (para profesionales interesados, SharpBrains publicó en enero de 2013 un amplio informe titulado *"The Digital Brain Health Market 2012–2020: Web-based, mobile and biometrics-based technology to assess, monitor and enhance cognition and brain functioning"*).

De los cientos de productos que hacen afirmaciones sobre el entrenamiento mental, vamos a destacar sólo unos pocos que cumplen estrictos criterios indicativos de alta calidad y valor para el usuario. Creemos que un "punto de partida razonable" debe cumplir tres condiciones:

1. Un buen fundamento científico, y al menos un nivel básico y creciente de pruebas científicas (Fundamento científico).

2. Crecimiento sostenido entre una amplia variedad de usuarios (Uso creciente).

3. Un nivel alto de satisfacción entre los usuarios con los resultados que estos han comprobado (Satisfacción alta).

Las dos primeras condiciones se analizaron como parte del análisis de mercado para el informe *The Digital Health Market 2012-2020*, mencionado anteriormente, por el cual se identificaron cinco Líderes de Mercado y diez Empresas Emergentes, en base a su "fundamento científico y uso creciente". Las 185 empresas fueron evaluadas mediante ocho sub-criterios, de la siguiente manera:

1. Fundamento científico

  - Composición del Consejo de Asesoramiento Científico
  - Calidad del marco y metodología de investigación
  - Publicación de la evidencia clínica directa en revistas evaluadas por especialistas
  - Número y calidad de estudios en desarrollo

2. Uso creciente

  - Ingresos de la compañía, incluyendo números absolutos y crecimiento anual
  - Cantidad y tipo de financiación empresarial
  - Participación de canales fuertes de distribución
  - Respaldo público de clientes y socios significativos

Para evaluar el nivel de satisfacción, realizamos una amplia encuesta en marzo y abril de 2012, entre los suscriptores del boletín electrónico mensual de SharpBrains. Entre las más de 3.000 respuestas, más de 1.000 identificaron al menos un producto de entrenamiento mental, usado para sí mismo o para otra persona, respondiendo varias preguntas en una escala de 5 puntos (desde "muy en desacuerdo" a "totalmente de acuerdo"). Una pregunta clave era si el suscriptor estaba de acuerdo o no con la afirmación "he visto los resultados que esperaba", e identificamos las diez empresas cuyos productos obtuvieron las puntuaciones más altas en dicha pregunta. Estas respuestas fueron la fuente de nuestra evaluación de la tercera condición: alta satisfacción.

¿Qué resultados obtuvimos con todo este análisis? Sólo cuatro empresas cumplieron con las tres condiciones: fundamento científico, uso creciente y alta satisfacción, y por eso los incluimos aquí como "puntos de partida razonables". Son (en orden alfabético):

- Cogmed (Entrenamiento Cogmed de la Memoria Operativa)
- HeartMath (emWave)
- Lumos Lab (Lumosity)
- Posit Science (brainHQ)

Análisis General de los Programas

Echemos un breve vistazo a cada uno de estos programas.

Producto	Usuario final	Función/es cerebrales primarias entrenadas	Breve descripción	Precio
Lumosity, de Lumos Labs www.lumosity.com En español: http://i.lumosity.com/es/	Todas las edades	Amplia gama de funciones cognitivas	Plataforma de entrenamiento cognitivo en línea con más de 30 ejercicios. El usuario puede personalizar el entrenamiento, acceso rápido a evaluaciones y comparar el rendimiento de otros usuarios de la misma edad para identificar puntos fuertes y débiles.	Entre 7-10 dólares ó 4-6 euros al mes
emWave Desktop, de HeartMath: www.heartmathstore.com	Todas las edades	Regulación de estrés y emocional	Combina sensores de biorretroalimenta-ción que miden la variabilidad de la frecuencia cardiaca (VFC), y ejercicios computarizados con juegos para ayudar al usuario a aprender a ajustar los patrones de respiración para autorregular el estrés y las emociones.	249 dólares
Entrenamiento Cogmed de la Memoria Operativa, de Cogmed: www.cogmed.com En español: http://www.cogmed.com/espanol	Niños y adultos con problemas en la memoria de trabajo	Memoria de trabajo	Servicio basado en un programa normalmente utilizado en el entorno clínico o educativo para ayudar a tratar los problemas de la memoria de trabajo, a menudo asociados a déficits de atención, lesiones cerebrales o el envejecimiento normal. El programa entrena la memoria de trabajo.	Alrededor de 1.500 dólares o 1.200 euros, lo cual incluye cinco semanas de entrenamiento supervisadas por un médico o psicólogo certificado
brainHQ de Posit Science www.brainhq.com www.positscience.com	Adultos de +50	Procesamiento de la información visual y auditiva	Plataforma de formación cognitiva en línea con más de 15 ejercicios que integran los tres productos en CD-ROM previamente ofrecidos por Posit Science. Principalmente dirigidos a adultos que presentan dificultad para seguir las conversaciones en entornos ruidosos, notan una pérdida de concentración o desean mantener sus habilidades para una conducción segura.	Entre 9–14 dólares al mes

TABLA 3. Productos más destacados de entrenamiento cerebral.

LISTA DE SHARPBRAINS PARA EVALUAR OPCIONES PARA LA SALUD Y GIMNASIA CEREBRAL

Como dijimos antes, estos programas pueden ser un "puntos de partida razonable". Estamos seguros de que muchos lectores pueden estar considerando otras opciones, o pueden hacerlo en el futuro. En el momento de evaluar cualquier producto para la salud y gimnasia cerebral, recomendamos realizar las siguientes diez preguntas:

1. ¿Está compuesto su Consejo de Asesoramiento Científico por científicos independientes reconocidos, idealmente neuropsicólogos y neurocientíficos cognitivos? Los neuropsicólogos y neurocientíficos cognitivos están especializados en la medición y el estudio de la cognición humana, y el funcionamiento y estructura cerebral.

2. ¿Existen estudios científicos publicados en las principales revistas científicas y profesionales, que analizan los efectos del producto en cuestión? ¿Cuántos? ¿Con qué grupo de usuarios? Esto es importante para validar la Importancia y eficacia del programa en particular.

3. ¿Qué función(es) específica(s) puedo entrenar con ese producto? ¿Cuáles son los beneficios específicos alegados para utilizar este programa? Algunos programas presentan los beneficios de una manera tan nebulosa que es imposible saber si el usuario verá o no resultados. "Entrene su cerebro" es una afirmación muy vaga, porque actividades como el aprendizaje de un nuevo idioma también proporcionan estimulación mental, como ya vimos.

4. ¿Hay una evaluación independiente para medir mi progreso? Como vimos anteriormente, la verdadera pregunta es si la mejora experimentada en el programa se transferirá a beneficios en la vida real. Para saber si dicha transferencia está sucediendo, necesitamos una evaluación que sea distinta de los ejercicios en sí.

5. ¿Se trata de un programa estructurado con claridad sobre cuántas horas y días se debe utilizar? Uno necesita ser claramente consciente del esfuerzo requerido.

6. ¿Son los ejercicios suficientemente variados para enseñarme algo nuevo y estimulante de modo constante? De este modo, el programa aporta al menos mayor novedad y variedad que hacer un crucigrama más.

7. ¿Representa el programa un reto y una motivación para mí, o creo que será demasiado fácil una vez que haya aprendido? Un buen ejercicio mental requiere un aumento de los niveles de dificultad y desafío.

8. ¿Es el programa adecuado a mis objetivos personales? Cada persona tiene diferentes objetivos y necesidades. Por ejemplo, unos debemos manejar el estrés y la ansiedad como prioridad fundamental, otros la atención, y otros la memoria a corto plazo.

9. ¿Encaja el programa en mi estilo de vida? Algunas intervenciones han mostrado buenos resultados en investigaciones de calidad, pero con protocolos muy intensos y difíciles de cumplir. Otros pueden ser más adecuados para uso moderado en el tiempo.

10. ¿Estoy preparado y dispuesto a realizar el programa, o sería demasiado estresante? Si intentamos algo que nos frustra continuamente, el exceso de estrés puede hacer que todo este esfuerzo sea contraproducente, por lo que es importante evitar hacer cosas que aumenten su ansiedad de manera excesiva.

PUNTOS DESTACADOS DEL CAPÍTULO

El entrenamiento completo, multidisciplinar, de nuestro su cerebro nos permite mejorar una serie de capacidades mentales de un modo más eficiente que las opciones vistas en capítulos anteriores.

Cada uno de nosotros se enfrenta a diferentes demandas cognitivas, y posee distintos puntos de partida, de modo que no existe una solución particular de entrenamiento mental para todo el mundo.

⟳ La meditación, la biorretroalimentación, la terapia cognitiva y el entrenamiento cognitivo son cuatro tipos de entrenamiento mental respaldados por pruebas científicas, y observar unas "condiciones de uso" facilitan la transferencia de los beneficios del entrenamiento a la vida real. Las nuevas opciones tecnológicas pueden hacer que el entrenamiento mental sea más accesible y efectivo, si se utiliza del modo apropiado.

ENTREVISTAS

⟳ Dra. Judith Beck – La conexión entre el entrenamiento cognitivo y la pérdida de peso

⟳ Dr. Martin Buschkuehl–¿Es posible aumentar la inteligencia?

⟳ Dr. Torkel Klingberg – Aumentando la memoria de trabajo de niños con problemas de atención.

Entrevista con la Dra. Judith Beck–La conexión entre el entrenamiento cognitivo y la pérdida de peso

PRESENTACIÓN:

La doctora Judith Beck es la Directora del Instituto Beck de Investigación y Terapia Cognitiva y Profesora Clínica Asociada de Psicología en la Universidad de Pennsylvania, y la autora de *"Cognitive Therapy: Basics and Beyond"*. Su libro más reciente es *"The Beck Diet Solution: Train Your Brain to Think Like a Thin Person"*.

PUNTOS DESTACADOS:

⟳ La terapia cognitiva enseña habilidades cognitivas y conductuales para modificar las acciones y pensamientos disfuncionales, ayudando, por ejemplo, a las personas que siguen una dieta a adquirir nuevas habilidades para alcanzar sus objetivos.

RELACIÓN ENTRE LA TERAPIA COGNITIVA Y LA PÉRDIDA DE PESO

¿Qué es la terapia cognitiva?

La terapia cognitiva, que fue desarrollada por mi padre Aaron Beck, es un sistema integral de psicoterapia basado en la idea de que la forma en que las personas perciben sus experiencias influye en sus emociones, conductas y respuestas fisiológicas. Parte de lo que realizan los terapeutas cognitivos es ayudar a las personas a resolver por sí mismos los problemas a los que se enfrentan. También enseñamos habilidades cognitivas y conductuales para modificar las acciones y pensamientos disfuncionales.

¿Qué le motivó a escribir su libro "The Beck Diet Solution" vinculando las técnicas de terapia cognitiva con la pérdida de peso?

En general he tratado casos psiquiátricos, especialmente de depresión y ansiedad. Algunos pacientes tenían la pérdida de peso como un objetivo secundario del tratamiento. Encontré que muchas de las mismas técnicas cognitivas y conductuales que les ayudaban a superar sus otros problemas, también podían ayudarles a perder peso y mantenerlo.

Por ello empecé a interesarme por el problema del sobrepeso, y pude identificar las actitudes específicas o cognitivas acerca de los alimentos, el comer, el hambre, el antojo, el perfeccionismo, la sensación de impotencia, la autoimagen, la injusticia, la pobreza, y otras que necesitan ser tratadas para ayudar a las personas a alcanzar su meta.

¿Qué resultados de su investigación validan el hallazgo de que dichas técnicas pueden ayudar a las personas a perder peso y mantenerlo?

Probablemente el mejor estudio publicado hasta la fecha es el estudio aleatorio controlado del Stahre y Hallstrom del Instituto Karolinska (2005). Los resultados fueron sorprendentes: casi los 65 pacientes incluidos completaron el programa de 10 semanas, con una reducción significativa del peso a largo plazo. Los resultados, en comparación con las 40 personas en el grupo de control, eran todavía mejores después de 18 meses que inmediatamente después del programa.

¿Qué es lo hace que este método pueda ser tan efectivo a largo plazo?

Mi libro no ofrece una dieta, proporciona herramientas para desarrollar la mentalidad que se requiere para un éxito sostenible, modificar los pensamientos de sabotaje y las conductas que normalmente, siguen a las buenas intenciones iniciales de la gente. Ayudo a las personas a dieta a adquirir nuevas habilidades.

Por tanto, *¿podríamos decir que su libro es complementario de los libros sobre dietas?*

Exactamente, ayuda a los lectores a establecer y alcanzar sus objetivos a largo plazo, suponiendo que su dieta es saludable, nutritiva y bien equilibrada.

El principal mensaje de la terapia cognitiva en general, y su aplicación en el campo dietético, es muy sencillo: los problemas relacionados con la pérdida de peso no son debidos a la personalidad básica de las personas que están a dieta. Dichos problemas simplemente reflejan la falta de una serie de capacidades que se pueden adquirir mediante la práctica.

CÓMO UTILIZAR LAS CAPACIDADES COGNITIVAS PARA SUPERAR LOS ANTOJOS

¿Cuáles son esas capacidades?

Las principales son:

- Cómo automotivarse. La primera tarea que las personas a dieta tienen que hacer es escribir una lista de las quince o veinte razones por las que desean perder peso y leerse a sí mismos dicha lista cada día.

- Planificación previa y autocontrol de la conducta. Una causa habitual de fracaso en la dieta es una fuerte preferencia por la improvisación a última hora. Les pido a las personas que preparen un plan, y les enseño las habilidades para mantenerlo.

- Superar los pensamientos de sabotaje. Las personas a dieta tienen cientos y cientos de pensamientos que los llevan a caer en conductas alimenticias perjudiciales. Hago que las personas a dieta, lean tarjetas que les recuerdan los puntos clave como: *que no vale la pena un momento de placer por comer algo fuera de la dieta y después sentirnos culpables todo el día; que no podemos comer lo que queremos, cuando queremos y en las cantidades que queremos y estar delgados; que la balanza no tiene que bajar todos los días; que merecemos un reconocimiento por cada hábito alimentario saludable que adquirimos,* por nombrar unos pocos.

⟳ Tolerar el hambre y los antojos. Las personas con sobrepeso tienden a confundir los dos. Usted tiene hambre cuando su estómago está vacío. El antojo es el impulso de comer, y se puede experimentar incluso si su estómago está lleno.

¿Cuándo suelen las personas experimentar antojos?

Los factores que los desencadenan pueden ser ambientales (la visualización o el olor de la comida), biológicos (cambios hormonales), sociales (estar con otros que están comiendo), mentales (pensar o imaginar una comida suculenta) o emocionales (querer calmarse cuando está estresado). Las personas a dieta tienen que aprender lo que decirse exactamente a sí mismos y qué hacer cuando tienen un antojo, de forma que puedan esperar hasta la hora de su próximo tentempié o comida planificada.

¿Cómo podemos aprender que no debemos comer como respuesta automática?

Les pido a las personas a dieta, previa autorización médica, no comer nada entre el desayuno y la cena un día. Simplemente haciendo este ejercicio una vez, les demuestro que el hambre no es una emergencia; que es tolerable; que no va a peor, sino que en lugar de eso, va y viene.

Este ejercicio ayuda a las personas a dieta a perder el miedo al hambre. También les enseña acciones alternativas que ayudan a centrar la atención en otra cosa. ¿Siente hambre? Pues muy bien, llame a un amigo, dé un paseo, juegue en el ordenador, escriba algún email, lea un libro sobre dietas, navegue por la red, cepíllese los dientes o haga un rompecabezas.

Mi principal objetivo es capacitar a las personas a dieta a resistir las tentaciones, diciéndose firmemente a sí mismos "Comer ahora no es una opción", y a continuación, volver a centrar de forma natural su atención a lo que habían estado haciendo o a participar en cualquier otra actividad.

Antes ha dicho que algunos antojos son producto de una reacción emocional a situaciones estresantes. ¿Puedes darnos más detalles, y explicar cómo ayudan las técnicas cognitivas?

A corto plazo, la forma más efectiva es identificar el problema y tratar de resolverlo. Si no hay nada que usted pueda hacer en ese momento, llame a un amigo, respire profundamente o haga ejercicios de relajación, dé un paseo para despejar la mente o distráigase de otra manera. Lea una de las tarjetas que le recuerda que no podrá perder peso o mantenerlo si constantemente recurre a la comida para sentirse mejor cuando está disgustado. Las personas sin problemas de peso, por lo general no recurren a la comida cuando se sienten mal. Las personas a dieta pueden aprender a hacer otras cosas.

A largo plazo, animo a las personas a examinar y modificar sus creencias y reglas internas subyacentes. Mucha gente, por ejemplo, quiere hacerlo todo perfecto y en todo momento (y esperan que los demás hagan lo mismo). Esto es imposible. Este tipo de pensamiento conduce al estrés.

EL EFECTO DE LA TERAPIA COGNITIVA EN EL CEREBRO

El título de su libro incluye la promesa de "entrenar el cerebro". ¿Puede hablarnos un poco acerca de la creciente literatura que analiza el efecto neurobiológico de la terapia cognitiva?

Claro que sí, ésta es un área apasionante. Durante años, sólo podíamos medir el efecto de la terapia cognitiva por medio de evaluaciones psicológicas. Hoy en día, gracias a la resonancia magnética funcional (fMRI) y otras técnicas de neuroimágenes, estamos comenzando a entender el efecto que nuestras acciones pueden tener en partes específicas del cerebro.

Por ejemplo, tomemos el caso de la aracnofobia o miedo a las arañas. En un artículo del 2003, los científicos Paquette y sus colegas observaron cómo antes de la terapia, el temor inducido por la visualización de fragmentos de películas sobre las arañas se asoció con una importante activación de áreas específicas del cerebro, como la amígdala. Después de que la intervención finalizara (una sesión de grupo de tres horas por semana, durante cuatro semanas), ver las mismas películas de arañas no provocaron la activación de dichas áreas. Estos adultos fueron capaces de entrenar sus cerebros y reducir la respuesta cerebral que generalmente, desencadena las respuestas automáticas al estrés.

Entrevista con el Dr. Martin Buschkuehl–¿Es posible aumentar la inteligencia?

PRESENTACIÓN:

El Dr. Martin Buschkuehl es un investigador del Laboratorio de Neuroimágenes Cognitivas de la Universidad de Michigan. Es uno de los principales investigadores del estudio "Mejoras de la Inteligencia Fluida con el Entrenamiento de la Memoria de Trabajo", publicado en abril de 2008 en la revista "Proceedings of the National Academy of Sciences" (PNAS), que ha recibido desde entonces una gran atención por parte de los medios de comunicación en todo el mundo.

PUNTOS DESTACADOS:

- La inteligencia fluida puede definirse como la capacidad de hacer frente a nuevos problemas. El estudio demostró que se puede mejorar con entrenamiento en tareas de memoria de trabajo.

- Se puede observar una transferencia a beneficios no entrenados directamente.

¿SE PUEDE AUMENTAR LA INTELIGENCIA?

¿Podría usted explicarnos por favor, el método de entrenamiento que se utilizó en el estudio del 2008 publicado en PNAS?

Reunimos a setenta estudiantes de unos 26 años de edad y le asignamos a la mitad de ellos un régimen de entrenamiento cognitivo computarizado, basado en la denominada "tarea n-back", un entrenamiento de la memoria de trabajo muy complejo, que implica la presentación simultánea de estímulos visuales y auditivos. (La "memoria de trabajo" es la capacidad para retener varias unidades de información en la mente y manipularlas en tiempo real.) El nivel de dificultad aumentaba o disminuía en función de cómo los estudiantes realizaban la tarea. Los estudiantes entrenaron durante veinticinco minutos al día, durante ocho, doce, diecisiete o diecinueve días. Se analizó su inteligencia fluida antes y después del tratamiento utilizando la prueba Bochumer-Matrizen. Esta prueba es una tarea de resolución de problemas basada en el mismo principio que el muy conocido "Matrices Progresivas Avanzadas" de Raven. Sin embargo, es más difícil y, por tanto, especialmente adecuado para investigaciones científicas.

¿Cuáles fueron los resultados?

Los participantes en el grupo experimental obtuvieron una puntuación mucho mejor en la prueba de inteligencia fluida, que no fue entrenada directamente, que los participantes en el grupo de control. La "Inteligencia fluida" puede describirse como la capacidad de hacer frente a los nuevos desafíos y problemas que nos encontramos por primera vez. Los estudiantes en el grupo de control no tuvieron ningún tipo de entrenamiento. El grupo de control mejoró ligeramente, pero los estudiantes "entrenados" les superaron por mucho. Por otra parte, encontramos que la mejora dependió de la dosis, es decir, a más entrenamiento, mayor es el beneficio en la inteligencia fluida.

¿Qué aspectos en particular de este estudio le sorprendieron más?

En primer lugar, la clara transferencia a la inteligencia fluida, que muchos investigadores y psicólogos todavía asumen es fija. Segundo, me sorprendí al ver que a más entrenamiento, mejores resultados. Las mejoras no alcanzaron pronto su máximo nivel. Tercero, que todos los grupos entrenados mejoraron, sin importar sus respectivos puntos de partida. Es más, los estudiantes con menor inteligencia fluida fueron los que más mejoraron. Pero en realidad, éste no era el objetivo principal de nuestro estudio, de modo que no podemos decir mucho más al respecto.

BENEFICIOS DE UTILIZAR PROGRAMAS COMPUTARIZADOS DE ENTRENAMIENTO CEREBRAL

La pregunta más común que nos hacen sobre programas de entrenamiento cerebral es: ¿En qué se diferencian fundamentalmente los pro-

gramas computarizados que usted utilizó de digamos, simplemente hacer muchos crucigramas?

En cuanto a porque nuestro programa funciona, podría decir que el programa tiene algunas propiedades inherentes que son por lo menos en esta combinación, únicas en nuestra metodología de entrenamiento. El programa es:

- Totalmente adaptable en tiempo real: La persona que usa el programa, es desafiada hacia su máximo nivel todo el tiempo, de esta manera se "amplía" la habilidad específica.

- Complejidad: Presentamos tareas muy complejas, mezclamos diferentes clases de estímulos (auditivos y visuales) bajo la presión del tiempo.

- Diseñado para transferencia: Las tareas están diseñadas de forma que no permiten el desarrollo de "estrategias" de tareas específicas para ganar el juego. Si uno realmente amplía su capacidad de memoria, esto ayuda a garantizar la transferencia a áreas no entrenadas.

Ésto es muy diferente de la mejora de las capacidades de tareas específicas, tales como memorizar listas de cien números, lo cual se ha demostrado que no se transfiere necesariamente a otras áreas.

¿Puede dar un ejemplo de la falta de transferencia de otros métodos de entrenamiento?

En el clásico artículo de Ericsson (1988), las personas que podían memorizar cientos de números mediante diversas reglas nemotécnicas no podían llegar a memorizar ni cien letras. Recordar números no se tradujo en recordar otras cosas, de modo que no se podía hablar de una mejora en la capacidad de memoria general.

¿Cómo describieron los participantes la experiencia y sus beneficios?

A muchos les gustó el entrenamiento, aceptaron el reto y lo realizaron con entusiasmo para ver qué tan lejos podían llegar.

No analizamos la transferencia de beneficios de la memoria fluida a la vida diaria, pero, desde un punto de vista anecdótico, muchos de los participantes han compartido historias de cómo observaron un mayor beneficio. Ahora pueden seguir las clases más fácilmente, y entender mejor las matemáticas.

DEBATE ENTRE EL EJERCICIO FÍSICO Y EL EJERCICIO MENTAL

Hoy en día, existe un grado de controversia artificial sobre los respectivos beneficios del ejercicio físico o mental. ¿Cuáles son sus pensamientos sobre el valor de los diferentes tipos de ejercicio?

Obviamente, necesitamos ambos. El ejercicio físico mantiene nuestro cuerpo en buena forma, y especialmente en personas mayores también trae beneficios cognitivos. El ejercicio mental, como el que nosotros utilizamos, puede mejorar las habilidades importantes y probablemente es la forma más eficiente para mejorar un proceso cognitivo específico, pero también se transfiere a una amplia gama de habilidades, como hemos mencionado anteriormente.

Habrá que hacer investigaciones para aclarar qué tipo de ejercicio necesita cada uno. Algunas personas puede que ya realicen suficiente ejercicio mental a través de sus ocupaciones muy complejas, y que lo que necesiten sea un ejercicio físico, para otras puede ser lo contrario.

Entrevista con el Dr. Torkel Klingberg – Aumentando la memoria de trabajo en niños con problemas de atención

PRESENTACIÓN:

El Dr. Torkel Klingberg es el Director del Laboratorio de Neurociencia Cognitiva del Desarrollo en el Instituto Karolinska, en Estocolmo. El Dr. Klingberg ha publicado numerosos artículos en publicaciones avaladas por la comunidad científica, tales como la Journal of the *American Academy of Child & Adolescent Psychiatry, Journal of Cognitive Neuroscience y Nature Neuroscience, y es el fundador científico de la empresa Cogmed.*

PUNTOS DESTACADOS:

- ⮌ El entrenamiento de la memoria de trabajo puede ayudar a niños con déficits de atención.

Es posible que estemos en el comienzo de una nueva era del entrenamiento computarizado con una amplia gama de aplicaciones.

INVESTIGACIÓN SOBRE EL ENTRENAMIENTO DE LA MEMORIA DE TRABAJO

¿En qué tipo de investigación se centra su Laboratorio?

Nos centramos en cuestiones sobre el desarrollo y la plasticidad de la memoria de trabajo. Ésto lo investigamos mediante varias técnicas, tales como una resonancia magnética funcional y las imágenes con tensor de difusión, para observar la mielinización de la materia blanca en el cerebro, los modelos de redes neuronales de la memoria de trabajo y estudios del comportamiento. Por otra parte, soy asesor científico de Cogmed, la empresa que desarrolló y comercializa un programa de entrenamiento de la memoria de trabajo.

¿Cuáles son los aspectos más destacados de su investigación sobre el efecto del entrenamiento de la memoria de trabajo?

Nuestro artículo del 2004 en "Nature Neuroscience", sobre el efecto del entrenamiento de la memoria de trabajo en la actividad cerebral, y el ensayo clínico controlado aleatorizado del 2005, sobre el efecto del entrenamiento de la memoria de trabajo específicamente en niños con problemas de atención han sido objeto de un interés inusitado.

Mi otra investigación trata de las bases neurales para el desarrollo y plasticidad de las funciones cognitivas en la infancia, en particular del desarrollo de la atención y la memoria de trabajo.

En resumen, yo diría que hemos demostrado que la memoria de trabajo se puede mejorar mediante entrenamiento, y que éste ayuda a personas con déficits de atención y también aumenta la capacidad de razonamiento en general.

¿Qué efectos tiene el entrenamiento de la memoria de trabajo en la vida diaria, para un niño con déficit de atención?

En el estudio con 1.220 niños que han sido entrenados en la Clínica Stockholm de Cogmed, los efectos más comunes han sido la atención sostenida, un mejor control de los impulsos y un aumento en la capacidad de aprendizaje. Los padres a menudo indican que sus hijos van mejor en la escuela y pueden mantener una conversación coherente más fácilmente, tras el entrenamiento. Ser capaz de controlar los impulsos, tales como los ataques de ira, y mantener un mejor seguimiento de nuestras propias cosas, son otros de los beneficios en la vida diaria.

FUTURO DE LOS PROGRAMAS DE GIMNASIA CEREBRAL

¿Qué espera usted que podamos aprender en los próximos cinco años en el ámbito del entrenamiento cognitivo y los programas de gimnasia cerebral?

Creo que estamos viendo el comienzo de una nueva era del entrenamiento computarizado para una amplia gama de aplicaciones.

Nuestros estudios han sido en su mayoría, dirigidos a personas con visibles problemas de atención; pero existe un campo más amplio acerca de lo que se define como problemas de la atención. Veremos cómo Cogmed puede ayudar a una gran parte de la población en la mejora de las funciones cognitivas.

¿Cuál es el último hallazgo o reflexión, procedente de su trabajo o del de otros, que le gustaría compartir con personas de todas la edades para ayudarles a mantener/mejorar sus propia salud cerebral?

Me gustaría destacar un punto obvio. La clave para mejorar tanto la educación como la salud, radica en entender cómo funciona el cerebro. Ahí es donde tiene lugar el aprendizaje, después de todo, y donde tomamos las decisiones sobre nuestros hábitos y estilo de vida. Por ejemplo, tenemos que entender mejor la memoria de trabajo, cómo personas de todas las edades pueden mejorarla mediante el entrenamiento personalizado y el ejercicio aeróbico, y también cómo debemos aprender a protegerla en situaciones estresantes.

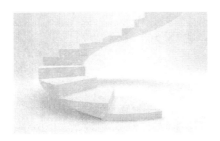

CAPÍTULO 9

CÓMO INTEGRAR ESTA INFORMACIÓN EN SU VIDA

Como hemos visto, el modo en que vivimos toda nuestra vida afecta, para bien o para mal, al funcionamiento y la estructura de nuestro cerebro. Y, como hemos destacado a lo largo de todo el libro, existen hábitos de vida y nuevas herramientas que pueden ayudarnos a esculpir nuestros cerebros en una buena dirección, optimizando nuestro rendimiento y salud cerebral a corto plazo e invirtiendo en su futuro mediante el desarrollo de una reserva cognitiva.

El científico español Dr. Santiago Ramón y Cajal, fundador de la neurociencia moderna, afirmó que "Todo hombre puede, si se lo propone, convertirse en el escultor de su propio cerebro". Hoy sabemos porque esto puede ser no sólo una buena idea sino incluso una necesidad, y cómo comenzar a integrar en nuestra vida todas las investigaciones que hemos ido explorando.

El proceso comienza con un buen conocimiento de cómo funciona el cerebro (véase la Imagen 5) y la ciencia moderna. Partiendo de este punto, uno podrá abordar los hábitos fundamentales para una buena salud cerebral: una dieta nutritiva y equilibrada, ejercicio aeróbico, manejo del estrés, estimulación mental e interacción social.

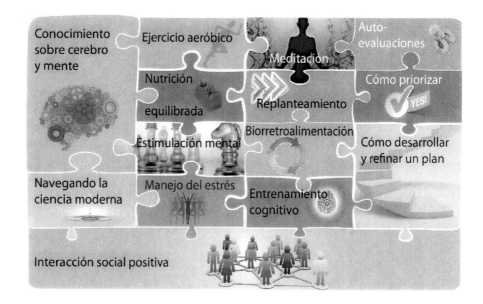

Conocimiento sobre cerebro y mente

Ejercicio aeróbico

Meditación

Auto-evaluaciones

Nutrición equilibrada

Replanteamiento

Cómo priorizar

Biorretroalimentación

Cómo desarrollar y refinar un plan

Estimulación mental

Navegando la ciencia moderna

Manejo del estrés

Entrenamiento cognitivo

Interacción social positiva

IMAGEN 5. Como ser su propio entrenador de salud cerebral

El entrenamiento multidisciplinar de su cerebro puede ayudarle a ir más allá, aumentando capacidades importantes con el tiempo. El entrenamiento mental con más garantías de éxito se basa en cuatro metodologías basadas en la investigación: la meditación, el replanteamiento, la biorretroalimentación y el entrenamiento cognitivo.

Por último, para tomar decisiones cada vez más relevantes e inteligentes, entran en juego las tres piezas finales del rompecabezas: cómo priorizar, auto-evaluarse y refinar nuestro plan.

CÓMO PRIORIZAR

La priorización implica establecer prioridades a nivel personal, abordando puntos débiles como sea necesario; e identificando las opciones adecuadas para cada prioridad (por ej. utilizar un dispositivo de biorretroalimentación para aprender a regular el estrés). A continuación, ofrecemos unos ejemplos prácticos como ilustración. Presentamos primero un breve resumen de la posible situación, seguido de una discusión que combina muchos de los conceptos clave desarrollados en el libro. Hemos ordenado los ejemplos según la edad de la persona en cuestión para facilitar el entendimiento de cómo las situaciones y las prioridades tienden a evolucionar a lo largo de la vida.

Estos casos simplificados son un intento por hacer que los ocho capítulos anteriores cobren vida, y por supuesto no constituyen unas sugerencias ni categóricas ni universales–nuestra intención es ayudarle a tomar sus propias decisiones de un modo informado, razonado y relevante.

ELENA

Sinopsis: Elena es una chica de 16 años que está a un año de completar sus estudios escolares. Generalmente, come alimentos saludables y juega al fútbol dos veces por semana. Le encanta pasar tiempo con sus dos mejores amigas. Dedica quizá demasiadas horas al día a socializar con amigos en línea y a ver la tele, lo cual puede explicar sus bajos resultados en muchas asignaturas. No está segura de lo que realmente quiere hacer en el futuro, si continuar sus estudios o buscar empleo a tiempo completo en una pequeña tienda dirigida por un familiar. Sus padres la han animado a presentar su solicitud en la universidad, pero ella es consciente de que acudir podría poner en un apuro la situación económica de la familia.

Discusión: Centrarse en los estudios y poner todo el empeño en asistir a la universidad es probablemente lo mejor que podría hacer Elena. Como hemos comentado en el Capítulo 5, la educación es un factor crucial para la salud y el rendimiento del cerebro a lo largo de toda la vida. No sólo ayuda a desarrollar la reserva cerebral de modo directo, sino que también afecta al tipo de empleo, actividades de ocio y relaciones sociales que uno tenderá a establecer a lo largo de la vida. Como tal, es una inversión clave en nuestro cerebro. Dicho ésto, Elena necesita encontrar la universidad adecuada que implique sus intereses y en la que se sienta motivada para aprender, para ponerse retos a sí misma y encontrar un trabajo estimulante más adelante, quizá trabajando a tiempo parcial para poder contribuir a su financiación. El hecho de asistir a una universidad pública (barata) o una privada (cara) tiene mucha menos importancia para el cerebro que el acudir o no a la universidad.

JON

Sinopsis: Jon es un estudiante universitario de 25 años en una prestigiosa escuela de negocios. Está muy entusiasmado, ya que le encanta aprender nuevos conceptos y estrategias. La competición le motiva, aunque le produce algo de estrés y tensión. Jon tiene muchos amigos y los ve a menudo. Su ocupada vida social y sus duros estudios no le dejan muchas horas para hacer ejercicio, y mucho menos para prestarle atención a lo que come: pizza, hamburguesa o coca-cola se encuentran con demasiada frecuencia como primera opción del menú.

Discusión: Además de no hacer ejercicio físico, Jon obviamente no sigue una dieta saludable. Tanto su rendimiento físico como mental, pueden sufrir en consecuencia, reduciendo incluso su capacidad de aprendizaje. En el Capítulo 4 vimos que el modo en que el cerebro consigue su combustible (la glucosa) afecta al rendimiento: los carbohidratos complejos (presentes en los alimentos naturales) proporcionan un aporte de glucosa mejor, más lento y más constante que los simples (presentes en alimentos azucarados y procesados). Además, el estilo de vida de Jon aumenta su riesgo de padecer sobrepeso. Aumentar el consumo de frutas y verduras, disminuyendo el de comida rápida, y practicar alguna actividad aeróbica regular al menos dos veces por semana, serían probablemente los primeros pasos a seguir.

SOFÍA

Sinopsis: Sofía tiene 36 años y solía trabajar como bibliotecaria. Decidió dejar el trabajo después de su tercer hijo. Participa activamente en el programa de padres-profesores en la escuela. Asiste dos veces por semana a clases de aerobic, y acude a clubs de lectura dos veces al mes. Sin que sus amigos y familiares lo noten, Sofía se siente estresada a menudo por la presión de ser una buena madre y compaginar numerosas tareas, y a veces tiene problemas para controlar su frustración cuando se ocupa de sus hijos o de su cónyuge. No está segura de su propio futuro ni del de sus hijos, especialmente dado el estado de la economía.

Discusión: Sofía se mantiene física y mentalmente activa, sigue una dieta saludable y tiene una rica vida social. Existe un área que puede llegar a ser problemática: cómo maneja su estrés. La sobrecarga, la realización de múltiples tareas y el miedo acerca del futuro, hacen que a veces caiga en un estado depresivo. El ejercicio físico le ayuda a liberar algo de estrés, pero no es suficiente. Practicar la meditación marcaría una diferencia importante. También podría empezar utilizando un dispositivo de biorretroalimentación para estar mejor equipada cuando se enfrente a situaciones estresantes, y a aumentar su capacidad de adaptación en general.

ALEX

Sinopsis: Alex es un empedernido lector de noticias de 45 años, que se mantiene al día de lo que sucede en su comunidad y en el mundo en general. Está un poco confundido con los muchos artículos sobre la salud cerebral que se publican a diario, y sus variadas instrucciones para una conducta saludable (¡Haga esto!, ¡No, haga lo otro!). No está convencido de que vale la pena esforzarse por mejorar nuestra salud cerebral – el cerebro es lo que es, especialmente cuando usted tiene 45 años. Aun así, como es una persona naturalmente curiosa, desea saber más sobre este tema.

Discusión: Alex está confundido porque está subcontratando su cerebro a los medios de comunicación, lo cual tiene sentido hasta cierto punto. No se puede esperar que una persona analice directamente cientos de artículos científicos. Sin embargo, en un campo emergente como el de la salud cerebral es importante ser un lector crítico con el fin de entender los nuevos hallazgos, y su relevancia personal. Alex podría mejorar su base de conocimientos y su criterio no sólo leyendo libros como éste sino también algunos estudios científicos originales, que cada vez son más accesibles a través de PubMed o Google Scholar, o visitando los sitios web de los laboratorios de investigación correspondientes. Con el propósito de incorporar novedad, variedad y reto, e incrementar su interacción social de manera significativa, también podría destinar menos tiempo a leer pasivamente periódicos y más a escribir un blog para compartir sus principales reflexiones y análisis con otras personas interesadas.

SONIA

Sinopsis: Sonia tiene 48 años y es propietaria de una pequeña empresa. Trabaja largas horas en un ambiente intelectualmente estimulante, resolviendo problemas, conociendo a gente y aprendiendo nueva información de forma regular. Uno de los problemas de este trabajo es el estrés que genera, pero Sonia normalmente puede manejar su estrés aplicando principios de la meditación que aprendió cuando estaba en la universidad, y que ha estado practicando desde entonces. Sonia no siempre come bien (un sándwich rápido aquí y allá) pero trata de elegir alimentos saludables. Sonia está felizmente casada y cuenta con buenos amigos con los que le gusta salir casi todos los sábados.

Discusión: Incorporar el ejercicio físico a su rutina semanal puede ser el paso más obvio para Sonia, aportándole varios beneficios. En primer lugar, puede mejorar sus funciones ejecutivas, las cuales son cruciales para la toma de decisiones complejas y la adaptación a un entorno profesional dinámico. Segundo, también puede ayudar a crear un efecto neuroprotector a largo plazo, de manera que Sonia pueda mantenerse en la cima de su negocio tanto tiempo como ella desee, posiblemente hasta bien los 60 ó 70. Sonia podría empezar a correr temprano por las mañanas, 2-3 veces a la semana, o practicar algún juego de raqueta como el tenis o el squash a la hora del almuerzo o los fines de semana.

FERNANDO

Sinopsis: Fernando tiene 52 años y es Director Ejecutivo de una empresa de ropa. Exfutbolista profesional, considera su forma física su principal prioridad. Sigue un intenso régimen semanal que incluye varias carreras de larga distancia, y muchas horas de ciclismo y natación, así como al entrenamiento con pesas 3 veces a la semana. También cuida su alimentación, tanto en casa como el trabajo. Tiene una vida social y familiar plena y, aunque su trabajo puede ser estresante, lo maneja bien.

Discusión: Fernando tiene una excelente forma física; no hay ningún elemento básico en su estilo de vida que necesite una mayor mejora. Pero podría llevar su rendimiento a niveles más altos con entrenamiento cognitivo computarizado, el cual podría realizar durante sus frecuentes vuelos o tiempos muertos en hoteles. Como hemos comentado en el Capítulo 8, su principal alternativa sería escoger una plataforma de entrenamiento general o una estrictamente dirigida a mejorar las funciones específicas como la memoria de trabajo, necesarias para el procesamiento superior de la información y la resolución de problemas.

LUZ

Sinopsis: Luz es una conocida periodista de 58 años de edad. Cuida de su dieta y ha estado practicando yoga de manera intensiva durante años. Pero últimamente, ha notado que se le hace cada vez más difícil, especialmente en el trabajo, concentrarse y procesar información nueva y compleja. A veces tiene lapsos de memoria. Sus dos hijos ya no viven en casa, pero los ve a menudo. Algunas veces, Luz se siente preocupada por sus problemas de memoria y concentración, ya que ella es la que cuida de sus padres, ya muy mayores, y es testigo cada día de su deterioro físico y mental.

Discusión: Un trabajo muy atareado y el horario familiar no le dejan a Luz mucho tiempo para ella misma, y cuando lo consigue lo dedica a socializar con sus colegas o en el estudio de yoga. Sus problemas de rendimiento pueden ser debidos a una función cognitiva más lenta y natural relacionada con la edad, especialmente en las áreas de atención y procesamiento de la información. Una estrategia puede ser integrar en su horario la meditación un par de veces por semana, sacando ese tiempo de su práctica de yoga, y así combinar las dos. Otra estrategia podría ser probar un programa de entrenamiento cognitivo, quizás por las noches después de una ducha relajante.

MARIO

Sinopsis: Mario tiene 61 años. Era un profesor de escuela elemental, jubilado recientemente. Ahora, por fin, tiene tiempo para el ejercicio, ver a sus muchos amigos y viajar. Su principal problema hoy en día es su ansiedad, especialmente cuando no puede recordar los nombres de otras personas. Puesto que vio a su padre padecer la enfermedad de Alzheimer, su mayor temor es tener que vivir sufriéndola él mismo, de modo que compra gingko biloba y otros suplementos en su supermercado local y hace un crucigrama al día.

Discusión: Como comentamos en el primer capítulo, saber más acerca de su cerebro y cómo funciona puede ser el primer paso para abordar nuestros temores y decidir cuándo compartir estas preocupaciones con nuestro médico. La enfermedad de Alzheimer no es necesariamente hereditaria; el hecho de que la madre o el padre de una persona hayan padecido la enfermedad es sólo uno de múltiples factores de riesgo. Un factor de riesgo importante es el estrés constante, crónico, de forma que la principal prioridad de Mario debe ser aprender a relajarse y tomarse las cosas con perspectiva, mientras invierte tiempo de manera simultánea en aumentar su propia reserva cognitiva. Conocer la increíble capacidad que tiene el cerebro de cambiar en base a la experiencia, puede darle a Mario la confianza para empezar quizá a aprender a tocar un nuevo instrumento musical y/o asistir a clases de baile y, de ese modo, liberar el estrés y estimular su mente. Estas opciones le ayudarán más que el ginkgo biloba y el crucigrama diario.

ENRIQUE

Sinopsis: Enrique, un ex asesor financiero de 67 años, no echa de menos su trabajo. Por fin, tiene tiempo para cuidarse a sí mismo, y nadar a menudo. Aun así, echa de menos la constante interacción con los clientes y compañeros de la oficina. Desde que su mujer falleció, no ha tenido la energía o el deseo de conocer mucha gente, y está notando un vacío en su vida social. Siente que su velocidad y capacidades mentales ya no son lo que solían ser, y dedica cada vez más tiempo a ver documentales en televisión para aprender cosas nuevas.

Discusión: Enrique está tratando de mantenerse cognitivamente activo pero, como analizamos en el Capítulo 5, no de una manera que sea lo suficientemente desafiante y significativa. Buscar oportunidades para socializar y que le garanticen un flujo de variedad, novedades y retos, le beneficiaría más que ver televisión. Podría conseguirlo practicando el voluntariado o trabajando a tiempo parcial, por ejemplo como asesor de planificación financiera para familias de bajos ingresos o inmigrantes a través de una organización sin ánimo de lucro. Esto le permitiría a Enrique tener una vida social más activa, y enfrentarse al reto mental de poner su considerable experiencia financiera al servicio de una causa meritoria.

CRISTINA

Sinopsis: Cristina acaba de celebrar su 75 cumpleaños. Goza de una buena salud en general. A Cristina le encantaba hace ejercicio, pero paró cuando noto que su movilidad y resistencia ya no eran las mismas. Su esposo falleció hace cuatro año. Cuenta con algunos buenos amigos, desperdigados por toda la zona. Cada vez más a menudo prefiere quedarse segura en casa que correr el riesgo de conducir el coche, dado que no dispone de un buen servicio de transporte público. Le encanta leer novelas en francés, el cual aprendió en la escuela y tiene medio olvidado.

Discusión: El cerebro de Cristina se podría beneficiar reanudando una rutina de ejercicio físico, adecuado a su edad y estado, coordinado por su médico y su terapeuta. También podría unirse a un club de lectura presencial o por Internet – quizá así pudiera incluso conocer personas en Francia u otros países francófonos. Dado que su miedo a conducir puede impedirle aprovechar varias de estas ideas, y reducir su capacidad de socialización en general, quizá primero debería asistir a clases de conducción segura, para así animarse a intentarlo un poco más.

CÓMO AUTOEVALUAR SUS CREENCIAS, CONOCIMIENTO, CONDUCTA Y RENDIMIENTO

Para tomar decisiones adecuadas, y mejorarlas con el paso del tiempo y acorde con los nuevos estudios científicos, usted debe ser capaz de autoevaluar su rendimiento y conducta, así como sus conocimientos y creencias.

¿Cómo puede una persona razonable lograr algo así? Proponemos tres modos diferentes y complementarios:

Primero, para ayudarle a ser más consciente de sus actuales creencias y conocimientos, hemos preparado una lista con los cincuenta y cinco datos más importantes – a nuestro juicio – respecto a la salud y el rendimiento de su cerebro, y le animamos a que los lea y reflexione sobre su nivel de acuerdo o desacuerdo en cada uno de ellos. Puede encontrar la lista en el Apéndice, ordenada de tal modo que le sea más fácil regresar al capítulo correspondiente, si así lo desea.

Segundo, para ayudarle a evaluar su propia conducta, le invitamos a escribir un breve diario durante las cuatro semanas posteriores a leer este libro. Anote todo lo que le parezca relevante para su cerebro: su dieta, cuánto ejercicio hace, sus compromisos sociales, su carga de trabajo en casa y en el trabajo, sus niveles de estrés diariamente, cualquier pérdida de memoria, actividades intelectualmente estimulantes, etc. Al final de las cuatro semanas, compare sus entradas del diario con la imagen que se muestra en la Imagen 5, y observe dónde se producen sus principales lagunas. Esto le dará una idea de dónde puede encontrar las principales oportunidades para su cerebro y mente en particular. Si ve que mantener tal diario le ayuda, puede comprar una libreta o iniciar un documento Word para crear su diario de salud y ejercicio cerebral a lo largo del tiempo.

En tercer lugar, y esto es quizá lo más difícil hoy dadas las limitaciones de las herramientas disponibles, animamos a los lectores más aventureros (y que pueden leer en inglés) a abordar la autoevaluación del rendimiento de su cerebro utilizando medidas objetivas de la cognición, el estrés y la adaptación. ¿Cómo? Utilizando algunas de las herramientas desarrolladas por empresas identificadas como líderes en el reciente informe de mercado de SharpBrains: *("The Digital Brain Health Market 2012–2020: Web-based, mobile and biometrics-based technology to assess, monitor and enhance cognition and brain functioning");* las cuales están comenzando a estar disponibles a precios asequibles, y son lo bastante fáciles de usar como para proporcionar una buena experiencia a los usuarios dispuestos a experimentar:

- Para autoevaluar la cognición y el funcionamiento general del cerebro, puede echar un vistazo a la aplicación gratuita de iPad, BrainBaseline.

- Para autoevaluar el estrés y la adaptación, échele un vistazo al sistema de biorretroalimentación HRV discutido en el Capítulo 7, EmWave Desktop.

- Para autoevaluar los estados mentales tales como el nivel de concentración o excitación, puede echar un vistazo a Emotiv EPOC y NeuroSky MindWave.

Por favor, observe que para reforzar la idea de que SharpBrains no es responsable de estos innovadores productos o tecnologías, sino que simplemente indicamos que existen para aquellas personas dispuestas a dirigir su propia investigación, no incluimos la descripción del producto, ni el precio o la URL todo lo cual lo puede encontrar fácilmente por Internet.

CÓMO DESARROLLAR SU PROPIO PLAN

Acabamos de llegar al final de la primera etapa en el camino. Ahora usted debe sentirse mejor equipado para adentrase en la segunda etapa. Mejorar la salud y el rendimiento de su propio cerebro, combinando este nuevo cúmulo de conocimientos con una refinada capacidad para comprender y priorizar sus opciones. Suponiendo que le llevó aproximadamente dos semanas leer este libro, por favor, diga ¡Hola! a las decenas de miles de nuevas neuronas que han aparecido en su cerebro desde que comenzó a leer el libro. ¿Cómo las va a cuidar?, ¿cómo cuidará su cerebro de ahora en adelante?

Le sugerimos un plan de acción muy simple:

Primero, identifique sus principales puntos débiles en la Imagen 5. Elija dos piezas del rompecabezas, idealmente donde encuentre mayor discrepancia entre lo que hemos comentado en este libro y lo que usted hace en un mes típico. Llevar un diario durante cuatro semanas, como hemos sugerido antes, puede ayudarle a ver estos puntos débiles de un modo más claro.

A continuación, escoja uno de ellos para centrarse primero en él, dedicándole dos horas a la semana durante dos meses. Seleccione una actividad que le intrigue y que no haya realizado en el pasado. Al cabo de dos meses puede autoevaluar la mejora, y bien mantener la actividad o bien avanzar hacia un nuevo punto débil, siguiendo el mismo procedimiento.

Por último, comparta este maravilloso viaje con otras personas, tanto para mejorar su aprendizaje y motivación como para inspirar a otras personas.

Para concluir, queremos cerrar este libro con las mismas palabras con las que lo abrimos:

Dedicamos este libro a su Cerebro Único y a su Mente Extraordinaria.

EPÍLOGO

A lo largo de la vida, su cerebro va a experimentar un desarrollo extraordinario. Su cerebro es el órgano más adaptable y modificable de su cuerpo, y puede cambiar tanto positiva como negativamente, dependiendo de cómo lo utilice cada dia. Simplemente leyendo este libro, su cerebro ha cambiado.

¿Cuánto y cómo va cambiar en los próximos años y décadas? La buena noticia es que muchos de los deterioros relacionados con la edad se pueden prevenir, e incluso revertir. El hecho de que usted éste leyendo este libro me dice que está motivado para entender y mejorar el funcionamiento de su cerebro, lo cual es el mejor punto de partida.

Cuando conocí por primera vez a Álvaro Fernández Ibáñez, después de haber participado en la gran Cumbre Virtual de SharpBrains del 2012, nuestras mentes conectaron, ya que compartíamos nuestras ideas sobre cuáles son las principales lagunas que debemos rellenar para lograr mayores beneficios en la salud cerebral individual y global. Álvaro y yo venimos de disciplinas muy dispares, pero ambos vemos el funcionamiento del cerebro como la frontera más importante y urgente para construir una sociedad más saludable y productiva.

Normalmente tienen que pasar de veinte a cuarenta años, e incluso más, para que los descubrimientos científicos beneficien de manera significativa a las personas que lo necesitan. No podemos esperar tanto. Sería demasiado tarde para la mayoría de nosotros. No podemos darnos el lujo de dejar que nuestro cerebro se deteriore–ni por un día.

No aceptamos un deterioro para el corazón, los ojos o los pulmones, por tanto, ¿por qué vamos a permitir tal retraso para su bien más preciado? Los crecientes estudios y descubrimientos científicos llevados a cabo en mi centro de investigación, (el Center for BrainHealth en la Universidad de Texas en Dallas), y otros, demuestran ya hoy que todo el mundo puede aumentar su capital intelectual, maximizar su potencial cognitivo, y aprovechar mejor la inmensa capacidad de su cerebro.

¿Cómo podemos prolongar la vida saludable del cerebro para que pueda acompañar la vida saludable del cuerpo?

Sugiero que debemos empezar a pensar en nuestros cerebros de manera diferente, abrazando la oportunidad que se nos ofrece. Le reto a:

- Actualizar cualquier creencia anticuada sobre el cerebro.

- Abandonar hábitos negativos que puedan estar afectando al funcionamiento de su cerebro.

- Dedicar más tiempo a actividades importantes que exigen tomar decisiones nuevas y solucionar problemas complejos.

- Preparar hoy mismo, un plan para la próxima semana. ¿Qué paso concreto va a dar para mejorar su salud cerebral?

- Convertirse en un ejemplo y un embajador de la salud cerebral para todos aquellos que le rodean – ya sea en el trabajo, en casa, o en la comunidad.

Usted ha dado un primer paso importante para tener un *"sharp brain"* leyendo este libro. Nunca se es demasiado joven ni demasiado mayor para adoptar hábitos beneficiosos para la salud cerebral, para desafiar y mejorar la capacidad de su cerebro y vivir de manera más inteligente. Nunca olvide que…

Su salud comienza y termina con la salud de su cerebro.

Su cerebro es la base de todas actividades diarias que usted realiza, incluida su capacidad de pensar, aprender, razonar, crear, resolver problemas, imaginar, decidir o planificar. Deberíamos empezar y terminar cada día pensando qué tan bien hemos atendido la salud de nuestro cerebro. Es tan importante evaluar y optimizar su salud cerebral como evaluar y optimizar su salud física.

Para avanzar por el camino adecuado, considere seriamente las recomendaciones compartidas en este gran libro y sus implicaciones. Específicamente, le invito a entender, imaginar, innovar e inspirar.

- **Entender.** Siempre queremos algo fácil de hacer, como realizar unos cuantos rompecabezas cada día o tomar una píldora mágica que mantenga nuestro cerebro sano. Pero las fórmulas simplistas no tienen un efecto sustancial y duradero en un órgano tan complejo como nuestro cerebro.

- **Imaginar.** Las ciencias del cerebro y la mente son un campo en constante crecimiento. Las investigaciones científicas muestran que cada persona construye un cerebro único en función de cómo lo utilice cada día. Usted controla el destino de su cerebro. Imagine las infinitas posibilidades.

- **Innovar.** Hoy en día, pioneros de todo el mundo están aprovechando los sofisticados avances de la ciencia y la tecnología para medir los rápidos cambios que se dan a todos los niveles del cerebro – desde el flujo sanguíneo en el cerebro, a las sinapsis, e incluso a todas las redes neuronales completas. Diseñe su propio programa de entrenamiento y salud cerebral para llevar estas posibilidades a la práctica.

- **Inspirar.** Inspire a aquéllos que le rodean a adoptar hábitos saludables para el cerebro. Conviértase en un modelo a seguir y muestre cómo manejar altos niveles de estrés, llevar una nutrición adecuada, mantener una vida social estimulante, y participar en actividades cognitivas complejas.

En los últimos diez años, los neurocientíficos hemos descubierto mucho acerca de cómo funciona el cerebro, cómo mejorar la salud y el funcionamiento del cerebro y la mente a lo largo de la vida, y cómo esto contribuye a nuestra salud y bienestar en general. Únase a nosotros y asegúrese de que los mejores años de su cerebro están aún por venir, recordando que: Sin salud cerebral, usted no tiene salud.

Sandra Bond Chapman, PhD

Fundadora y Directora Principal –
Center for Brain Health
Profesora Universitaria
Distinguida Dee Wyly
Universidad de Texas en Dallas

APÉNDICE

LOS 55 DATOS MÁS IMPORTANTES PARA LA SALUD CEREBRAL

Respecto al cerebro

1. No existe un solo "lo" en "Úselo o piérdalo". El cerebro está compuesto por una serie de funciones y redes especializadas. Nuestra vida y productividad dependen de una variedad de funciones cerebrales, no de una sola.

2. Los genes no determinan el destino de nuestro cerebro. La neuroplasticidad a lo largo de la vida permite a nuestras acciones y estilo de vida jugar un papel muy importante en cómo evoluciona físicamente nuestro cerebro.

3. Envejecimiento no significa deterioro automático. No hay nada intrínsecamente fijo en la trayectoria precisa de cómo evolucionan nuestras funciones cerebrales a medida que vivimos más años.

Para entender nuevos hallazgos científicos

1. Sólo porque un estudio esté en todos los medios, no significa necesariamente que sea un estudio sólido y relevante.

2. Los ensayos controlados aleatorios (ECA) proporcionan la evidencia más convincente de que un tratamiento o intervención

puede producir un beneficio real en seres humanos. Estos estudios son más convincentes que los estudios observacionales.

3. El amplio meta-análisis en 2010 del NIH es un excelente punto de partida para entender qué factores básicos benefician las funciones cerebrales. Basado sólo en estudios previos con el mayor rigor, encontró un efecto protector por parte de la estimulación cognitiva y el ejercicio físico, seguidos por la dieta mediterránea.

4. Las funciones cerebrales más importantes para el éxito personal y profesional, según una encuesta de SharpBrains en 2010, son: la capacidad para manejar situaciones estresantes, el poder de concentración para evitar distracciones, y ser capaces de reconocer y manejar nuestras emociones.

5. Prevenir la enfermedad de Alzheimer no es ni la única ni la principal razón para optimizar el cerebro.

6. Todos tenemos sesgos cognitivos que pueden influir en nuestras decisiones (por ejemplo, la tendencia a sobrevalorar los resultados más recientes, o los que confirman lo que ya pensábamos).

7. Ni tenemos ni es probable que tengamos una píldora mágica o solución general para resolver todos nuestros problemas a nivel de cerebro y mente. Por ello necesitamos enfoque educado y multifacético.

Respecto al Ejercicio Físico

1. Se ha demostrado que el ejercicio físico mejora la fisiología cerebral en animales y en seres humanos, incluyendo la generación de más neuronas.

2. El ejercicio físico mejora las funciones cerebrales gracias al aumento del volumen cerebral, mejor aporte sanguíneo y de oxígeno, y mayores niveles de la hormona del crecimiento en el organismo.

3. De todos los tipos de ejercicio físico, es el ejercicio cardiovascular, que hace que el corazón lata más rápidamente, es el que presenta un mayor beneficio.

4. Un mínimo de ejercicio aeróbico de 30 a 60 minutos, tres días a la semana, parece ser el mejor régimen.

Respecto a la Nutrición

1. El cerebro necesita mucha energía: A pesar de suponer sólo alrededor del 2% de la masa corporal, consume un 20% del oxígeno del cuerpo y el 25% de la glucosa.

2. La barrera hematoencefálica (BHE) impide que la mayoría de las sustancias en la sangre entren en el cerebro, mientras permite la difusión de oxígeno y glucosa hacia el mismo.

3. El consumo de alimentos ricos en ácidos grasos omega 3 está asociado con un menor riesgo de deterioro cognitivo.

4. El consumo de vegetales (y por tanto, de antioxidantes) está asociado con un menor riesgo de deterioro cognitivo y Alzheimer.

5. El fumar aumenta el riesgo de deterioro cognitivo y Alzheimer.

6. Dosis moderadas de cafeína pueden incrementar su estado de alerta, pero no existe un claro beneficio ni perjuicio, sostenido a largo plazo.

7. El consumo ligero o moderado de alcohol parece reducir el riesgo de Alzheimer.

8. La diabetes aumenta el riesgo de deterioro cognitivo y Alzheimer.

9. La obesidad está asociada con déficits cognitivos, pero la naturaleza de la relación no está clara.

10. Tomar suplementos vitamínicos no parece mejorar la función cognitiva ni reducir el riesgo de deterioro cognitivo o Alzheimer.

11. Hay una clara evidencia de que el ginkgo biloba no reduce el riesgo de desarrollar Alzheimer, ni mejorar la función cerebral, más allá del efecto placebo.

Respecto al Desafío Mental

1. La estimulación mental fortalece las conexiones entre las neuronas (sinapsis), mejorando la supervivencia neuronal y el funcionamiento cognitivo.

2. La estimulación mental también contribuye a aumentar la reserva cognitiva, ayudando así a que el cerebro esté mejor protegido frente a posibles patologías.

3. Leer, escribir, jugar a juegos de mesa o a las cartas, hacer crucigramas y otros rompecabezas, participar en un grupo organizado de debates, pueden ser actividades cognitivamente desafiantes, todas ellas mejores que ver la televisión.

4. Las actividades rutinarias no desafían al cerebro. Mantener el reto requiere intentar algo nuevo con un nivel significativo de dificultad.

5. La formación musical aumenta la reserva cerebral y favorece la actividad neuroprotectora.

6. El mismo efecto lo hace el hablar varios idiomas.

7. La única actividad de ocio que ha sido asociada con una disminución de la función cognitiva es ver la televisión.

8. Una buena manera de incrementar la novedad, variedad y el desafío es intentar nuevas actividades que usted no ha practicado con anterioridad (si le gusta cantar, pruebe a pintar o bailar, o viceversa).

Respecto a la Interacción Social

1. Una mayor interacción social está asociada con un mejor funcionamiento cognitivo.

2. Cuanto más grande y compleja sea la red social de una persona, más grande parece ser su amígdala.

3. Participar en un club de baile combinará los beneficios de la estimulación social y física, mientras que un club de lectura combinará la interacción social e intelectual.

4. Una simple conversación informal no conlleva tantos beneficios cognitivos como las interacciones más cooperativas destinadas a solucionar problemas complejos

5. Trabajar como voluntario puede ayudar a reducir tasas de mortalidad y depresión, y disminuir el deterioro en la salud física y la función cognitiva.

6. Un mayor tamaño de la red social está asociado con una mejor función cognitiva.

Respecto al Entrenamiento Mental

1. Los fármacos no son la única esperanza para la mejora cognitiva. Intervenciones no invasivas como el entrenamiento mental pueden tener efectos comparables y más duraderos, sin efectos secundarios negativos.

2. No todas las actividades mentales son iguales. Dependiendo del tipo específico de actividad, y su grado de novedad y desafío, los beneficios cerebrales pueden ser muy diferentes.

3. No todas las metodologías de entrenamiento mental funcionan. Para que el entrenamiento se traduzca en beneficios reales debe cumplir cinco condiciones fundamentales.

4. El cerebro no tiene una "edad mental". Por lo tanto, no se puede decir que el entrenamiento cerebral haga retroceder la "edad mental" unos 10, 20 ó 30 años.

5. No todos compartimos las mismas prioridades respecto a la salud cerebral. Al igual que con el entrenamiento físico, debemos preguntarnos: ¿Qué funciones necesito mejorar? ¿En qué plazo?

6. El entrenamiento mental, por definición, es más intenso, estructurado, y eficiente que la estimulación mental general.

7. Dado que el entrenamiento mental tiene por objeto mejorar una función o funciones específicas, es necesario determinar qué funciones requieren una mejora.

8. El entrenamiento mental con mayores garantías, basadas en la investigación actual, consiste en la meditación, la terapia cognitiva, la biorretroalimentación y el entrenamiento cognitivo.

9. La meditación puede mejorar su control emocional y atención. Ocho semanas de entrenamiento con un programa de Reducción del Estrés Basado en la Atención Plena (REBAP) puede ser suficiente para aumentar el volumen cerebral en las áreas implicadas en el aprendizaje, la memoria y el control de las emociones.

10. Los programas de entrenamiento cognitivo varían ampliamente. Algunos ofrecen un entrenamiento general del cerebro, mientras que otros se enfocan en capacidades o funciones específicas (por ejemplo, velocidad de procesamiento de la información, o la memoria de trabajo).

ACERCA DE SHARPBRAINS

SharpBrains es una organización independiente que investiga cómo la ciencia del cerebro se traduce en aplicaciones innovadoras para mejorar la salud, la educación y la formación.

Nuestra misión es facilitar información y análisis de calidad, en base a la ciencia moderna y evidencia clínica más avanzada. Ofrecemos acceso a la información más reciente y a las mejores prácticas para aquellos que deseen estar a la vanguardia de la aplicación de los conocimientos en neurociencia a nivel personal o profesional. Con ese fin, publicamos una serie de informes bianuales sobre el estado del mercado y producimos una conferencia profesional virtual y global cada año, así como también publicamos recursos de divulgación general tales como este libro.

Una fuente clave de información es nuestro blog y sitio web, www.SharpBrains.com, el cual atrae a más 100.000 lectores mensuales y cuenta con más de 50.000 suscriptores a nuestro boletín electrónico que cuenta con una gran variedad de recursos.

ACERCA DE LOS AUTORES

Álvaro Fernández Ibáñez, coautor

Álvaro Fernández Ibáñez es el Director Ejecutivo de SharpBrains, una organización líder de investigación de mercado e innovación en el campo emergente de la salud cerebral. Es un reconocido ponente y experto a nivel internacional, citado por el New York Times, el Wall Street Journal, New Scientist , CNN y otros medios de comunicación. Álvaro tiene un MBA y un Máster en Educación de la Universidad de Stanford, y una Licenciatura en Economía de la Universidad de Deusto. Inició su carrera en McKinsey & Company y dirigió el lanzamiento y recuperación de varias compañías de educación en los EE.UU. y en Europa. En marzo de 2012, Álvaro fue reconocido como un Joven Líder Global por el Fórum Económico Mundial (FEM), un galardón que reconoce a los líderes jóvenes más destacados de menos de 40 años en todo el mundo.

Dr. Elkhonon Goldberg, coautor

Elkhonon Goldberg, posee un Doctorado y es Asesor Científico Jefe de SharpBrains. Es un autor, científico, educador y médico, conocido internacionalmente por su trabajo clínico, de investigación y por escribir y enseñar sobre la neurociencia cognitiva y la neuropsicología. El Dr. Goldberg es Profesor Clínico del Departamento de Neurología en la Escuela de Medicina de la Universidad de Nueva York, y Diplomado de la Junta Estadounidense de Psicología Profesional en Neuropsicología Clínica. Estudiante y estrecho colaborador del gran neuropsicólogo Alexander Luria, el Dr. Goldberg ha continuado la tradición clínica y científica de Luria, y ha escrito libros científicos muy populares tales como: *"The Wisdom Paradox: How Your Mind Can Grow Stronger As Your Brain Grows Older"* y *"The New Executive Brain: Frontal Lobes in a Complex World"*.

RECONOCIMIENTOS

Este libro no fue escrito por los coautores trabajando a solas. Más de cien grandes cerebros contribuyeron a moldear las ideas principales, ayudando a condensar y sintetizar el amplio cúmulo de investigaciones científicas relevantes, y ofreciendo nuevas perspectivas y puntos de vista.

En particular, queremos agradecer la ayuda significativa de los cientos de participantes de las tres Cumbres Anuales Virtuales de SharpBrains–en concreto, a los ponentes y los moderadores, quienes amablemente donaron su valioso tiempo y experiencia:

- Dra. Tracy Packiam Alloway PhD, Profesora Asistente en la Universidad del Norte de Florida

- Dra. Daphne Bavelier, Catedrática del Departamento de Ciencias Cognitivas y Cerebrales de la Universidad de Rochester

- Dr. Gregory Bayer, Director Ejecutivo de Brain Resource

- Sharon Begley, Corresponsal Sénior de Ciencia & Salud en Reuters

- Dr. Robert Bilder, Jefe de Psicología- Neuropsicología Médica en el Instituto Semel UCLA para la Neurociencia

- Shlomo Breznitz, Presidente de CogniFit

- Nolan Bushnell, Fundador de Atari

- Tim Chang, Gerente General de Mayfield Fund

- Dra. Sandra Bond Chapman, Fundadora y Directora del Centro de Salud Cerebral en la Universidad de Texas en Dallas

- Peter Christianson, Presidente de la Asociación de Conductores Jóvenes de Canadá
- Michael Cole, Director Ejecutivo de los Lab. Vivity
- David Coleiro, Socio en Strategic North
- Prof. Cary Cooper, Catedrático de Coordinación de la Ciencia en el Proyecto de Previsión sobre Bienestar y Capital Mental
- Dra. Brenda Dann-Messier, Subsecretaria de Formación Profesional y Educación de Adultos en el Departamento de Educación de los Estados Unidos
- Dr. David Darby, Jefe Médico en CogState
- Marian C. Diamond, PhD, Profesora de Neurociencias y Anatomía en UC-Berkeley
- Dr. P Murali Doraiswamy, Jefe del Departamento de Psiquiatría Biológica en la Universidad de Duke
- Kristi Durazo, Asesora de la Asociación Americana del Corazón
- Dra. Jerri Edwards, Profesor Asociado de la Universidad del Sur de la Florida
- Keith Epstein, Asesor Director de Estrategias en AARP
- Dra. Martha Farah, Directora del Centro de Neurociencia y Sociedad de la Universidad de Pennsylvania
- Dra. Sheryl Flynn, Directora Ejecutiva de Blue Marble Game Co
- Lindsay Gaskins, Directora Ejecutiva de Marbles: The Brain Store
- Dr. Adam Gazzaley, Director del Centro de Neuroimágenes de la Universidad de California, San Francisco
- Ken Gibson, Presidente de LearningRx
- Prof. James Giordano, Director del Centro para Estudios Neurotecnológicos y Vicepresidente de los Programas Académicos en el Instituto Potomac para Estudios de Políticas
- Annette Goodman, Directora de Educación en el Programa Arrowsmith

- Dr. Evian Gordon, Jefe Ejecutivo de Brain Resource
- Eric B. Gordon, Director Ejecutivo de Atentiv
- Dr. C. Shawn Green, Profesor Asistente en la Universidad de Wisconsin-Madison
- Dr. Walter Greenleaf, Director Ejecutivo de Virtually Better
- Muki Hansteen-Izora, Investigador Jefe de Diseño y Estrategia en el Grupo Digital de Intel
- El Dr. Joe Hardy, Vicepresidente de Investigación y Desarrollo en los Lab. Lumos
- Kathleen Herath, Vicepresidenta Asociada de Salud y Productividad en Nationwide Insurance
- Dr. Laurence Hirshberg, Director del Centro de Neurodesarrollo
- Charles (Chuck) House, Director Ejecutivo de Media X en la Universidad de Stanford
- Jonas Jendi, ex Director Ejecutivo de Cogmed
- Dr. Charles Jennings, Director del Programa del Instituto de Neurotecnología McGovern en MIT
- Dra. Holly Jimison, Profesora Asociada en el Departamento de Informática Médica & Epidemiología Clínica, Universidad de Ciencia y Salud de Oregón
- Dr. Jeffrey Kaye, Director de ORCATECH
- Dr. Dharma Singh Khalsa, Presidente de la Fundación para la Prevención e Investigación del Alzheimer
- Peter Kissinger, Presidente de la Fundación AAA para la Seguridad Vial
- Robin Klaus, Presidente y Director Ejecutivo del Club One.
- Torkel Klinberg, Profesor de Ciencia Cognitiva del Instituto Karolinska
- Dr. Kenneth Kosik, Codirector del Instituto de Investigaciones sobre Neurociencia, UC Santa Bárbara

- Corinna E. Lathan, Fundadora y Directora Ejecutiva de Anthro-Tronix

- Tan Le, Directora Ejecutiva de Emotive Lifesciences

- Richard Levinson, Presidente de Attention Control Systems

- Veronika Litinski Directora del Grupo Venture Mars

- Dr. Stephen Macknik, Director del Laboratorio de Neurofisiología Conductual en el Instituto Neurológico Barrow

- Dr. Henry Mahncke, Director Ejecutivo de Posit Science

- Dr. Michael Merzenich, Profesor Emérito en la UCSF

- Dan Michel, Director General de Dakim

- Alexandra Morehouse, Gestión de Marcas VP en Kaiser Permanente

- Margaret Morris, Investigadora Jefa en el Grupo de Salud Digital de Intel,

- Brian Mossop, Editor Comunitario de Wired

- Michel Noir, Director Ejecutivo de SBT / HappyNeuron

- Dr. Álvaro Pascual-Leone , Director del Centro de Estimulación Cerebral no Invasiva Berenson- Allen en la Facultad de Medicina de Harvard

- Dr. Misha Pavel, Jefe del Departamento de Ingeniería Biomédica en la Universidad de Ciencias & Salud de Oregón, y Director del Programa para el Bienestar y la Salud Inteligente de la Fundación Nacional de Ciencias.

- Lena Perelman, Directora de Divulgación en la Comunidad en el Plan de Salud SCAN

- Dr. Michael Posner, Profesor Emérito de la Universidad de Oregón

- Paula Psyllakis, Asesora Jefe de Política en el Ministerio de Investigación e Innovación de Ontario

- Patty Purpur, Directora de la Red de Promoción de la Salud en Stanford

- Dr. William Reichman, Presidente de Baycrest

- Dr. Peter Reiner, cofundador del Centro Nacional de Cuestiones Neuroéticas en la Universidad de British Columbia

- Dr. John Reppas, Director de Política Pública para Neurotechnology Industry Organization

- Dr. Albert "Skip" Rizzo, codirector del Lab. VR Psych de la USC

- Beverly Sanborn, Vicepresidenta de Actividades y Programas de Memoria en Belmont Village Senior Living

- Kunal Sarkar, Director Ejecutivo de Lumos Labs

- Lisa Schoonerman, cofundadora de VibrantBrains

- Dr. Gary Small, Director del Centro Sobre el Envejecimiento en el Instituto Semel para la Neurociencia y la Conducta Humana de UCLA

- Nigel Smith, Director de Estrategia e Innovación de la AARP

- Dr. Josué Steinerman, Profesor Asistente en la Facultad de Medicina Albert Einstein–Centro Médico Montefiore

- Dr. Yaakov Stern, Líder del Departamento de Neurociencia Cognitiva en la Universidad de Columbia

- Rodney Stoops, Vicepresidente de Providence Place Retirement Community

- Kate Sullivan, Directora del Centro de Salud Cerebral en el Centro Médico Militar Nacional Walter Reed

- Dr. Michael Valenzuela, Líder del Grupo de Neurociencia Regenerativa en UNSW

- Dra. Sophia Vinogradov, Vicepresidenta Interina del Departamento de Psiquiatría en la UCSF

- Dra. Molly Wagster, Jefa de Neurociencia Conductual y Sistemas del Departamento de Neurociencias, en el Instituto Nacional sobre el Envejecimiento (NIA)

- Thomas M. Warden, Vicepresidente del Centro de Planificación e Investigación de Allstate (ARPC)
- Mark Watson, Director de Divulgación en la Comunidad del Grupo Educativo Eaton
- Dra. Keith Wesnes, Líder de Entrenamiento en United BioSource Corporation
- David Whitehouse, Jefe Médico de OptumHealth Behavioral Solutions
- Dr. Peter Whitehouse, Profesor de Neurología en la Universidad de la Reserva del Oeste de Case Western Reserve University
- Dr. Jesse Wright, Director del Centro de Depresión de la Universidad de Louisville
- Stanley Yang, Director Ejecutivo de NeuroSky
- Dra. Elizabeth Zelinski, Profesora de la Escuela de Gerontología de USC Davis

GLOSARIO

Ácidos Grasos Omega-3: Una parte importante de cualquier dieta nutritiva (junto con los ácidos grasos omega 6) y, en particular, de una dieta saludable para el cerebro. Se puede encontrar en el pescado de agua fría, el kiwi, y algunos frutos secos.

ACTIVE, estudio: El estudio más grande, bien controlado y aleatorizado, publicado en el área del entrenamiento cognitivo. Los participantes con una edad aproximada de 70 años, fueron sometidos a diferentes formas de entrenamiento mental: razonamiento, memoria y entrenamiento de la velocidad. Mostraron una mejora en las habilidades entrenadas y retuvieron un porcentaje significativo de esta mejora cuando se les evaluó cinco años más tarde.

Amígdala: Una parte del sistema límbico, situada en el interior del lóbulo temporal del cerebro. Desempeña un papel importante en el procesamiento y memorización de las emociones.

Atención: La capacidad de mantener la concentración en un determinado objeto, acción o pensamiento; para manejar las demandas de nuestro entorno. Apoyada principalmente por redes en los lóbulos frontales y parietales, incluye la atención ejecutiva centrada y la atención dividida.

Barrera Hematoencefálica (BHE): Es una barrera alrededor del cerebro que impide la entrada de muchas sustancias, aunque permite el paso de otras (por ej. la glucosa), ayudando a mantener un entorno estable para el cerebro.

"Estudio de Entrenamiento Cerebral BBC ": Se refiere a un estudio publicado en el año 2010 y patrocinado por la BBC (British Broadcasting Corporation). Presentado como prueba de que el entrenamiento cerebral no funciona, ha sido criticado por los científicos por numerosas razones.

Beta – Amiloidea: La proteína que constituye el principal componente de las placas amiloideas que se encuentran en el cerebro de las personas que padecen la enfermedad de Alzheimer.

Biorretroalimentación: Los dispositivos de biorretroalimentación miden y muestran gráficamente diversas variables fisiológicas, tales como la conductividad de la piel y la variabilidad de la frecuencia cardíaca, de manera que los usuarios puedan aprender a autorregularse.

Células Gliales: Una categoría de células que se encuentran en el cerebro. Son incluso más numerosos que las neuronas, y ayudan a que éstas funcionen con normalidad.

Deterioro Cognitivo: Deterioro en la función cognitiva. El deterioro cognitivo relacionado con la edad es un proceso normal caracterizado principalmente por el aumento de las dificultades de aprendizaje y la reducción de la velocidad de procesamiento de la información.

Deterioro Cognitivo Leve (DCL): Una etapa de transición entre el envejecimiento normal y la demencia de la enfermedad de Alzheimer (EA) u otros tipos.

Dieta Mediterránea: Normalmente incluye un alto consumo de verduras, frutas, cereales y grasas no saturadas (en su mayoría, en forma de aceite de oliva), un bajo consumo de productos lácteos, carne y grasas saturadas, un consumo moderado de pescado y un consumo regular pero moderado de alcohol.

Ejercicio Aeróbico: véase Ejercicio Físico

Ejercicio Físico: La actividad con esfuerzo de determinadas partes de nuestro cuerpo. Incluye el ejercicio aeróbico (generalmente de intensidad ligera a moderada, de larga duración) y el ejercicio anaeróbico (generalmente de alta intensidad y corta duración), los cuales dependen de diferentes fuentes de energía.

Emoción: Estados complejos que implican tanto experiencias fisiológicas o corporales como psicológicas o cognitivas. Están estrechamente relacionadas con la motivación.

Ensayo Controlado Aleatorio (ECA): Un estudio de investigación en el que los participantes son asignados al azar a un grupo de prueba y a un grupo de control/placebo. Un ECA proporciona la evidencia más convincente de que el tratamiento o intervención analizados tiene un efecto causal sobre la conducta o la salud humana.

Entrenamiento Mental: Se refiere a la utilización de metodologías diseñadas para desarrollar las redes y capacidades cerebrales específicas. Abarca productos computarizados y también metodologías como la meditación y la terapia cognitiva.

Estimulación Cognitiva: Se refiere a la participación permanente en las actividades que suponen un reto para el cerebro, y por tanto, pueden desencadenar cambios neuroplásticos.

Estrés: Emoción provocada por una experiencia en la que las demandas sobre un organismo superan su capacidad natural para regularse así mismo. Cuando el estrés es constante y a largo plazo se denomina estrés crónico, y puede interferir en las funciones neuronales y afectar negativamente a las defensas del sistema inmunológico.

Estudio Observacional: Un estudio de investigación en el que los investigadores sólo observan las asociaciones (o correlaciones) entre los diferentes factores. No se puede deducir causalidad de este tipo de estudio.

Factores de Crecimiento Nervioso: Una familia de sustancias producidas por el organismo para ayudar a mantener y reparar las neuronas. Un ejemplo es el Factor Neurotrópico Derivado del Cerebro (FNDC o BDNF, en inglés), una proteína que ayuda a apoyar el funcionamiento de las neuronas existentes en el cerebro y fomenta el crecimiento de nuevas neuronas y sinapsis.

Funciones Cerebrales: Capacidades identificadas en redes neuronales específicas que permiten llevar a cabo cualquier tarea en nuestras vidas. Tienen más que ver con los mecanismos básicos de cómo aprendemos, recordamos, decidimos y nos autorregulamos, que con conocimientos abstractos.

Funciones Ejecutivas: Capacidades necesarias para dirigir nuestra conducta hasta una meta, tales como la flexibilidad mental, la teoría de la mente, la previsión, la autorregulación, la memoria de trabajo y la inhibición.

Glucosa: Una forma de azúcar. La glucosa es la fuente de combustible del cerebro.

Habilidades Motoras: La capacidad de movilizar nuestros músculos y órganos, o manipular objetos, ya sea de forma automática o voluntaria.

Hipocampo: Una parte del sistema límbico, ubicada en el interior del lóbulo temporal. Desempeña un papel principal en la formación de la memoria y orientación espacial.

Hipotálamo: Otra parte del sistema límbico, que ayuda a regular variables vitales como la temperatura corporal, el hambre y el sueño, principalmente a través de la liberación de hormonas.

Meditación: Conjunto de técnicas que comparten como objetivo final el ir más allá de nuestros hábitos de pensamiento automático, pasando a un modo más alerta y "profundo". Puede ayudar a desarrollar el control de la atención y de la excitación emocional.

Memoria de Trabajo: La capacidad de mantener la información actual durante un corto periodo de tiempo, mientras utilizamos dicha información. La memoria de trabajo se utiliza para controlar la atención, y los déficits en ella conducen a problemas en la atención.

Meta-Análisis: Un método estadístico que combina los resultados de varios estudios que abordan la misma hipótesis. Permite la evaluación de la amplitud y generalidad de un efecto.

Meta-Análisis del NIH (2010): Un amplio y sistemático meta-análisis encargado por el Instituto Nacional de Salud de Estados Unidos (NIH), en el que los autores analizaron los resultados de 25 revisiones de estudios y de 250 estudios individuales, para entender qué factores están asociados con la reducción de los riesgos del deterioro cognitivo y la enfermedad de Alzheimer.

Neocorteza: La capa exterior de cada hemisferio cerebral, mediando una gran variedad de funciones mentales superiores, tales como procesamiento perceptual, la atención y la toma de decisiones. Se puede dividir en cuatro áreas distintas: occipital, temporal, parietal y lóbulos frontales.

Neurogénesis: Proceso por el cual las neuronas siguen creándose a lo largo de nuestras vidas.

Neuroimágenes: Técnicas que directa o indirectamente muestran la estructura y el funcionamiento o fisiología del cerebro. Técnicas recientes (como la fMRI) han permitido a los investigadores entender mejor el cerebro humano en acción.

Neuroplasticidad: La capacidad del cerebro para reorganizarse a sí mismo a lo largo de toda la vida en base a la experiencia.

Neurorretroalimentación: Un tipo de biorretroalimentación basada en medidas electrofisiológicas de la actividad cerebral.

Procesamiento Auditivo y del Lenguaje: Habilidades que nos permitan diferenciar y comprender sonidos y generar una respuesta verbal. Ambas habilidades son apoyadas por los lóbulos frontal, parietal y temporal.

Procesamiento Visual y Espacial (de Alto Nivel): Capacidad para procesar la información visual recibida, visualizar imágenes y escenarios y la relación espacial entre los objetos.

Programa de Entrenamiento Mental Computarizado: Aplicaciones totalmente automatizadas y diseñadas para evaluar y mejorar las capacidades mentales entrenadas.

PubMed: Una herramienta útil para la búsqueda de estudios publicados en revistas científicas y médicas de alta calidad. PubMed es un servicio de la Biblioteca Nacional de Medicina de Estados Unidos, que incluye más de 16 millones de citas de MEDLINE y otras revistas de ciencias para artículos biomédicos desde la década de los 50.

Regla de Hebb: Se refiere al principio de que las neuronas que se activan al mismo tiempo a menudo tienden a fortalecer el número y la eficiencia de las conexiones entre sí.

Reserva Cerebral: Véase Reserva Cognitiva.

Reserva Cognitiva (o Reserva Cerebral): Teoría contrastada que explica por qué muchas personas con patología de Alzheimer no presentan síntomas clínicos. Se cree que la estimulación mental, educación y nivel profesional son los principales componentes activos para el desarrollo de una reserva cognitiva.

Salud Cerebral: El estado general de sensación de alerta, control y productividad. Poseer las capacidades cognitivas, emocionales y ejecutivas necesarias para funcionar en sociedad, en nuestro trabajo y en nuestra comunidad.

Sesgo Cognitivo: Tendencia a cometer errores en el procesamiento de información y la toma de decisiones, dadas las peculiaridades de nuestra mente.

Sinapsis: Conexiones especializadas mediante las cuales las neuronas intercambian información química, en forma de neurotransmisores. Cada neurona puede tener hasta 10.000 sinapsis con otras neuronas.

Sinaptogénesis: La formación de nuevas conexiones (sinapsis entre neuronas). Es un tipo de neuroplasticidad.

Sistema Límbico: Un grupo de varias estructuras (incluido la amígdala, el hipocampo y el hipotálamo) que colaboran para procesar las emociones, controlar los recuerdos, producir hormonas y regular la excitación sexual y los ritmos circadianos.

Sistema Nervioso Parasimpático (SNP): El sistema responsable de gestionar las actividades de "descanso y digestión" que se producen cuando el organismo está en reposo, tales como la salivación, la micción, la excitación sexual y la digestión.

Sistema Nervioso Simpático (SNS): El sistema responsable de gestionar la respuesta de "lucha-huida". Sus funciones van desde la contracción de los vasos sanguíneos, la activación de las glándulas sudoríparas, la dilatación de las pupilas hasta el aumento de la frecuencia cardíaca y la fuerza de contracción del corazón.

Terapia Cognitiva (TC): Terapia basada en la idea de que el modo en que las personas perciben su experiencia influye en sus conductas y emociones. El terapeuta enseña al paciente las aptitudes cognitivas y conductuales para modificar su ideas y acciones disfuncionales, teniendo como objetivo mejorar conductas cognitivas específicas como la planificación y flexibilidad mental, así como ayudar a combatir los síntomas relacionados con la depresión, los trastornos obsesivo-compulsivos o las fobias.

Transferencia: La traducción de los efectos del entrenamiento mental a tareas no entrenadas e importantes para mejorar nuestra vida personal y profesional.

Variabilidad de la Frecuencia Cardiaca (VFC): Se refiere al patrón de las alteraciones entre latido y latido en la frecuencia cardiaca (el intervalo de tiempo entre latidos del corazón).

NOTA DEL TRADUCTOR

Estimado/a lector/a:

Quiero darle las gracias por proporcionarme la justificación para haber traducido este libro. También debo dar las gracias a los autores de esta apasionante obra, Álvaro Fernández Ibáñez y el Dr. Elkhonon Goldberg, por depositar en mí la enorme responsabilidad de traducir esta guía.

Como se puede imaginar, escribir un libro no es tarea fácil y uno como éste, que representa el fruto de cientos de mentes avanzando en un campo tan nuevo, constituye un desafío todavía mayor. Los autores expresan muy bien la magnitud de la tarea: "Este libro no fue escrito por nosotros trabajando a solas. Más de cien grandes cerebros contribuyeron directa o indirectamente a moldear las ideas que discutimos, ayudando a condensar y sistematizar el cúmulo de investigaciones científicas al respecto, y contribuyendo con nuevas perspectivas y puntos de vista." ¡Y a mí me ha tocado el privilegio de traducirlo al idioma de Cervantes! Debo aclarar que ésta no es meramente una traducción al castellano sino que Álvaro Fernández Ibáñez ha revisado todo el texto en español, adaptándolo a las necesidades y preferencias de los lectores de habla hispana, y que diversos colaboradores en España, EEUU e Iberoamérica nos han ayudado a preparar una edición atractiva para todo lector, independientemente de su país de origen

Esta es mi primera traducción a gran escala. Acabo de cumplir los 79 años. Llevo varias décadas residiendo en EEUU. Vengo del campo del emprendimiento y la contabilidad. Se estará preguntado: ¿Cómo llegó este tío a traducir este libro?

Le cuento que hace unos años compré y leí la primera edición de este libro en inglés. Me fascinó tanto que comencé a participar en todas las actividades y cursos organizados por SharpBrains, y gracias a ello pude comenzar y desarrollar una buena relación con Álvaro Fernández Ibáñez. Y una cosa llevó a la otra.

Por último le pido un favor. Hagamos un brindis. Alce su copa de vino conmigo y con los co-autores. ¡Salud y chinchín por el vigor de su cerebro y la vitalidad de su mente!

Atentamente,

Julián L. Sevillano Corzo

BIBLIOGRAFÍA

CAPÍTULO 1

Damasio, A. (1995). Descartes' error: Emotion, reason, and the human brain. Penquin Press.

De Beaumont L, Theoret H, Mongeon D at al. (2009). Brain function decline in healthy retired athletes who sustained their last sports concussion in early adulthood. Brain, 132(3), 695-708.

Draganski, B., Gaser, C., Kempermann, G., Kuhn, H. G., Winkler, J., Buchel, C., & May A. (2006). Temporal and spatial dynamics of brain structure changes during extensive learning. The Journal of Neuroscience, 261231, 6314-6317.

Gardner, H. (1983). Frames of Mind: The theory of multiple intelligences. New York: Basic Books.

Gaser, C. & Schlaug, G. (2003). Brain structures differ between musicians and non-musicians. The Journal of Neuroscience, 23, 9240-9245.

Grossmann, I., Na, J., Varnum, M. E. W., Park, De. D., Kitayama, S., & Nisbett, R. E. (2010). Reasoning about social conflicts improves into old age. PNAS, 107, 7246–7250.

Guskiewicz, K. M., Marshall, S. W., Bailes, J., McCrea, M., Cantu, R. C., Randolph, C., & Jordan, B. D. (2005). Association between recurrent concussion and late-life cognitive impairment in retired professional football players. Neurosurgery, 57(4),719-26

Kolb, D. (1983). Experiential learning: Experience as the source of learning and development. FT Press.

Maguire, E. A., Woollett, K., & Spiers, H. J. (2006). London taxi drivers and bus drivers: A structural MRI and neuropsychological analysis. Hippocampus, 16, 1091-1101.

Mechelli, A., Crinion, J. T., Noppeney, U. , O'Doherty, J., Ashburner, J., Frackowiak, R. S., & Price, C. J. (2004). Structural plasticity in the bilingual brain. Nature, 431, 757.

Rueda, M. R., Posner, M. I., & Rothbart, M. K. (2005) The development of executive attention: contributions to the emergence of self-regulation. Developmental Neuropsychology, 28, 573-594.

Rueda, M. R., Rothbart, M. K.., Saccamanno, L., & Posner, M. I. (2005) Training, maturation and genetic influences on the development of executive attention. Proceedings of the National Academy of Sciences, 102, 14931-14936.

Singh-Manoux, A., Kivimaki, M., Glymour, M. M., Elbaz, A., Berr, C., Ebmeier, K. P., Ferrie, J. E., & Dugravot, A. (2012). Timing of onset of cognitive decline: results from Whitehall II prospective cohort study. BMJ, 344, 1-8.

Sylwester, R. (2007). The adolescent brain: Reaching for autonomy. Corwin Press.

Sylwester, R. (2010). A Child's Brain: The Need for Nurture. Corwin Press.

Tang, Y., Ma, Y., Wang, J., Fan, Y., Feng, S., Lu, Q., et al. (2007). Short-term meditation training improves attention and self-regulation. Proceedings of the National Academy of Sciences, 104(43), 17152-17156.

Williams, J. W., Plassman, B. L., Burke, J., Holsinger, T., & Benjamin, S. (2010). Preventing Alzheimer's Disease and Cognitive Decline. NIH Evidence Report: AHRQ Publication.

Woodruff, L., & Woodruff, B. (2007). In an instant: A Family's journey of love and healing. Random House.

Woollett, K. & Maguire, E. A. (2011). Acquiring "the Knowledge" of London's Layout Drives Structural Brain Changes. Current Biology, 21(24), 2109-2114.

Zull, J. E. (2002). The Art of changing the brain: Enriching the practice of teaching by exploring the biology of learning. Stylus Publishing: Sterling, VA.

CAPÍTULO 2

Hölzel, B. K., Carmody, J., Vangel, M., Congleton, C., Yerramsetti, S. M., Gard, T., & Lazar, S. W. (2011). Mindfulness practice leads to increases in regional brain gray matter density. Psychiatry Research: Neuroimaging, 191 (1), 36-43.

Luders, E., Kurth, F., Mayer, E. A., Toga, A. W., Narr, K. L., & Gaser, C. (2012). The Unique Brain Anatomy of Meditation Practitioners: Alterations in Cortical Gyrification. *Frontiers in Human Neuroscience*, 2012; 6 DOI: 10.3389/fnhum.2012.00034

Lutz, A., Greischar, L. L., Rawlings, N. B., Ricard, M., & Davidson, R. J. (2004). Long-term meditators self-induce high-amplitude gamma synchrony during mental practice. *PNAS*, 101(46), 16369-16373.

Owen, A. M., Hampshire, A., Grahn, J. A., Stenton, R., Dajani, S., Burns, A. S., et al., (2010). Putting brain training to the test. Nature, 465(7299), 775-778.

Pascual-Leone, A., Amedi, A., Fregni, F., & Merabet, L. B. (2005). The Plastic Human Brain Cortex. Annu. Rev. Neurosci., 28, 377–401.

Fox, M. D., Halko, M. A., Eldaief, M. C., & Pascual-Leone, A. (2012) Measuring and manipulating brain connectivity with resting state functional connectivity magnetic resonance imaging (fcMRI) and transcranial magnetic stimulation (TMS). Neuroimage, Mar 19. [Epub ahead of print].

Prochaska, J. O., Norcross, J. C., & DiClemente, C. C. (1994). Changing for good: The revolutionary program that explains the six stages of change and teaches you how to free yourself from bad habits. New York: W. Morrow.

Tang, Y., Lu, Q., Geng, X., Stein, E.A., Yang, Y., & Posner, M.I. (2010) Short term mental training induces white-matter changes in the anterior cingulate PNAS 107 16649-16652

Tang, Y-Y.,Lu, Q., Fan, M., Yang, Y., & Posner,M.I. (2012) Mechanisms of White Matter Changes Induced by Meditation Proceedings of the National Academy of Sciences USA 109 (26) 10570-10574 doi10/.1073pnas.1207817109

Williams, J. W., Plassman, B. L., Burke, J., Holsinger, T., & Benjamin, S. (2010). Preventing Alzheimer's Disease and Cognitive Decline. NIH Evidence Report: AHRQ Publication.

CAPÍTULO 3

Angevaren, M., Aufdemkampe, G., Verhaar, H. J. J., et al. (2008). Physical activity and enhanced fitness to improve cognitive function in older people without known cognitive impairment. Cochrane Database of Systematic Reviews, (3):CD005381.

Basak, C., Boot, W.R., Voss, M.W., & Kramer, A.F. (2008). Can Training in a Real-Time Strategy Videogame Attenuate Cognitive Decline in Older Adults? Psychology & Aging, 23(4), 765-777.

Chaddock, L., Erickson, K., Prakash, R., Kim, J.S., Voss, M., VanPatter, M., Pontifex, M., Raine, L., Konkel, A., Hillman, C. Cohen, N. & Kramer, A.F. (2010a). A neuroimaging investigation of the association between aerobic fitness, hippocampal volume, and memory performance in preadolescent children. Brain Research, 1358, 172-83.

Chaddock, L., Erickson, K., Prakash, R., VanPatter, M., Voss, M., Pontifex, M., Raine, L., Hillman, C. & Kramer, A. F. (2010b). Basal ganglia volume is associated with aerobic fitness in preadolescent children. Developmental Neuroscience, 32, 249-256.

Colcombe, S. J., Erickson, K. I., Scalf, P. E., Kim, J. S., Prakash, R., McAuley, E., Elavsky, S., Marquez, D. X., Hu, L., & Kramer, A. F. (2006). Aerobic exercise training increases brain volume in aging humans. Journal of Gerontology, 61A(11), 1166–1170.

Colcombe, S., & Kramer, A. F. (2003). Fitness effects on the cognitive function of older adults: A Meta-Analytic study. Psychological Science, 14 (2) , 125-130.

Davis, J. C., Marra, C. A., Beattie, B. L., Robertson, M. C., Najafzadeh, M., Graf, P., Nagamatsu, L. S., & Liu-Ambrose, T. (2010). Sustained Cognitive and Economic Benefits of Resistance Training Among Community- Dwelling Senior Women: A 1-Year Follow-up Study of the Brain Power Study. Arch Intern Med., 170(22), 2036-2038.

Eriksson, P. S., Perfilieva, E., Bjork-Eriksson, T., Alborn, A. N., Norborg, C., Peterson, D., & Gage, F. H. (1998). Neurogenesis in the adult human hippocampus. Nature Medicine, 4(11): 1313-1317, 1998.

Erickson, K. I., Raji, C.A., Lopez, O.L., Becker, J.T., Rosano, C., Newman, A.B., Gach, H.M., Thompson, P.M., Ho, A.J. & Kuller, L. H. (2010). Physical activity predicts gray matter volume in late adulthood: The Cardiovascular Health Study. Neurology, 75, 1415.

Erickson, K. I., Ruchika, K. I., Prakash, S., Voss, M. W., Chaddock, L., Hu, L., Morris, K. S., White, S. M., Wójcicki, T. R., McAuley, E., & Kramer, A. F. (2009). Aerobic fitness is associated with hippocampal volume in elderly humans. Hippocampus, 19(10), 1030-1039.

Faherty, C. J., Shepherd, K. R., Herasimtschuk, A., & Smeyne, R. J. (2005). Environmental enrichment in adulthood eliminates neuronal death in experimental Parkinsonism. Molecular Brain Research, 134(1), 170-179.

Flöel, A., Ruscheweyh, R., Krüger, K., Willeme, C., Winter, B., Völker, K., Lohmann, H., Zitzmann, M., Mooren, F., Breitenstein, C., & Knecht, S. (2010). Physical activity and memory functions: Are neurotrophins and cerebral gray matter volume the missing link? NeuroImage, 49, 2756–2763.

Gage, F. H., Kempermann, G., & Song, H. (2007). Adult Neurogenesis. Cold Spring Harbor Laboratory Press, NY.

Geda, Y. E., Roberts, R. O., Knopman, D. S., Christianson, T. J., Pankratz, V. S., Ivnik, R. J., Boeve, B. F., Tangalos, E. G., Petersen, R. C., & Rocca, W. A. (2010) Physical exercise, aging, and mild cognitive impairment: a population-based study. Arch Neurol., 67(1). 80-6.

Griffin, E. W., Mullally, S., Foley, C., Warmington, S. A., O'Mara, S. M., & Kelly, A. M. (2011). Aerobic exercise improves hippocampal function and increases BDNF in the serum of young adult males. Physiol Behav., 104(5), 934-41.

Lautenschlager, N. T., Cox, K. L., Flicker, L., et al. (2008). Effect of physical activity on cognitive function in older adults at risk for Alzheimer disease: a randomized trial. JAMA, 300(9),1027-37. Nagamatsu, L. S., et al (2012). Resistance training promotes cognitive and functional brain plasticity in seniors with probable mild cognitive impairment. Arch Intern Med, 172(8), 666-668.

Nunes, A., & Kramer, A.F. (2009). Experience-based mitigation of age-related performance declines: Evidence from air traffic control. Journal of Experimental Psychology: Applied, 15(1), 12-24.

Scarmeas, N., Luchsinger, J., Schupf, N., Brickman, A., Cosentino, S., Tang M., & Stern, Y. (2009). Physical activity, diet, and risk of Alzheimer disease. JAMA, 302, 627-637.

Williams, J. W., Plassman, B. L., Burke, J., Holsinger, T., & Benjamin, S. (2010). Preventing Alzheimer's Disease and Cognitive Decline. NIH Evidence Report: AHRQ Publication.

CAPÍTULO 4

DeKosky, S. T., et al. (2008). Ginkgo biloba for prevention of dementia: a randomized controlled trial. Journal of the American Medical Association, 300, 2253-2262.

Féart, C., Samieri, C., Rondeau, V., Amieva, H., Portet, F., Dartigues, J.-F., Scarmeas, N., & Barberger-Gateau, P. (2009), Adherence to a Mediterranean *diet*, *cognitive decline*, and risk of dementia. Journal of the American Medical Association, 302(6), 638-648.

Fitzpatrick, A. L., Kuller, L. H., Lopez, O.L., et al. (2009). Midlife and late-life obesity and the risk of dementia: cardiovascular health study. Arch Neurol., 66(3), 336-342.

Gagnon C., Greenwood C.E. & Bherer L. 2010. The acute effects of glucose ingestion on attentional control in fasting healthy older adults. *Psychopharmacology, 211 (3)*, 337-346.

Johnson-Kozlow, M., Kritz-Silverstein, D., Barrett-Connor, E., & Morton, D. (2002). Coffee consumption and cognitive function among older adults. American Journal Of Epidemiology, 156 (9), 842-850.

Kaye, J. (2009). Ginkgo biloba prevention trials: More than an ounce of prevention learned. Archives of Neurology, 66(5), 652-654.

Laitala, V. S., Kaprio, J., Koskenvuo, M., Räihä, I., Rinne, J. O., & Silventoinen, K. (2009). Coffee drinking in middle age is not associated with cognitive performance in old age. The American Journal Of Clinical Nutrition, 90 (3), 640-646.

Lindsay, J., Laurin, D., Verreault, R., Hébert, R., Helliwell, B., Hill, G. B., & McDowell, I. (2002). Risk factors for Alzheimer's disease: a prospective analysis from the Canadian Study of Health and Aging. American Journal Of Epidemiology, 156 (5), 445-453.

McCleary, L. (2007). The Brain Trust Program: A scientifically based three-part plan to improve memory, elevate mood, enhance attention, alleviate migraine and menopausal symptoms, and boost mental energy. Perigee Trade.

Piscitelli, S. C, Burstein, A. H., Chaitt, D., Alfaro, R. M., Falloon, J. (2001). Indinavir concentrations and St John's wort. Lancet, 357, 1210.

Scarmeas, N., Luchsinger, J. A., Schupf, N., Brickman, A. M., Cosentino, S., Tang, M. X., & Stern, Y. (2009). Physical activity, diet, and risk of Alzheimer disease. Journal of the American Medical Association, 302(6), 627-637.

Scarmeas, N., Stern, Y., Mayeux, R., Manly, J. J., Schupf, N., & Luchsinger, J. A. (2009). Mediterranean Diet and Mild Cognitive Impairment. *Arch Neurol.*, 66(2), 216-225.

Smith, E., Hay, P., Campbell, I , & Trollor, J. N. (2011). A review of the association between obesity and cognitive function across the lifespan: implications for novel approaches to prevention and treatment. Obesity Reviews, 12(9), 740–755.

Snitz, B. E., et al. (2009). Ginkgo biloba for preventing cognitive decline in older adults: A randomized trial. Journal of the American Medical Association, 302(24), 2663-2670.

Strachan, M. W. J., Price, J. F., & Frier, B. M. (2008). Diabetes, cognitive impairment, and dementia. BMJ, 336(7634), 6.

Sofi, F., Macchi, C., Abbate, R., Gensini, G. F., & Casini, A. (2010). Effectiveness of the Mediterranean diet: Can it help delay or prevent Alzheimer's disease? Journal of Alzheimer's Disease, 20(3), 795-801.

van Boxtel, M. P. J., Schmitt, J. A. J., Bosma, H., Jolles, J. (2003). The effects of habitual caffeine use on cognitive change: a longitudinal perspective. Pharmacology, Biochemistry and Behavior, 75(4), 921-927.

Williams, J. W., Plassman, B. L., Burke, J., Holsinger, T., & Benjamin, S. (2010). Preventing Alzheimer's Disease and Cognitive Decline. NIH Evidence Report: AHRQ Publication.

CAPÍTULO 5

American Society on Aging (2006). ASA-Metlife Foundation Attitudes and Awareness of Brain Health Poll.

Basak, C., Boot, W. R., Voss, M. W., & Kramer, A. G. (2008). Can training in a real-time strategy video game attenuate cognitive decline in older adults? Psychology and Aging, 23(4), 765-777

Bialystok, E., Fergus I.M. Craik, F. I. M., & Freedman, M. (2007). Bilingualism as a protection against the onset of symptoms of dementia. Neuropsychologi, 45, 459–464.

Dehaene, S., Pegado, F, Braga, L. W., Ventura, P. Filho, G. N., Jobert, A., Dehaene-Lambertz, G., Kolinsky, R., Morais, J., & Cohen, L. (2010). How Learning to Read Changes the Cortical Networks for Vision and Language. Science, 330 (6009), 1359-1364.

Garbin, G., Sanjuan, A., Forn, C., Bustamante, J. C., Rodriguez-Pujadas, A., Belloch, V., Hernandez, M., Costa, A., & Ávila. C. (2010). Bridging language and attention: Brain basis of the impact of bilingualism on cognitive control. NeuroImage, 53, 1272-1278.

Gopher, D., Weil, M., & Bareket, T. (1994). Transfer of skill from a computer game trainer to flight. Human Factors, 36, 1-19.

Green, C.S. & Bavelier, D. (2007). Action video game experience alters the spatial resolution of vision. Psychological Science, 18(1), 88–94.

Green, C. S., Pouget, A., & Bavelier, D. (2010). Improved Probabilistic Inference as a General Learning Mechanism with Action Video Games. Current Biology, 20(17), 1573-1579.

Greitemeyer, T., & Osswald, S. (2010). Effects of prosocial video games on prosocial behavior. Journal of Personality and Social Psychology, 98 (2), 211-221.

Hanna-Pladdy, B., & MacKay, A. (2011). The Relation Between Instrumental Musical Activity and Cognitive Aging. Neuropsychology, 25 (3), 378-86.

Hambrick, D. Z., Sathouse, T. A., & Meinz, E. J. (1999). Predictors of crossword puzzle proficiency and moderators of age-cognition relations. Journal of Experimental Psychology: General, 128, 131-164.

Katzman, R., Aronson, M., Fuld, P., Kawas, C., Brown, T., Morgenstern, H., Frishman, W., Gidez, L., Eder, H., & Ooi, W.L. (1989). Development of dementing illnesses in an 80-year-old volunteer cohort. Annals of Neurology, 25, 317-324.

Kraus, N., & Chandrasekaran, B. (2010). Music training for the development of auditory skills. Nature Reviews Neuroscience, 11, 599-605.

Landau, S. M., & D'Esposito, M. (2006). Sequence learning in pianists and non-pianists: An fMRI study of motor expertise. Cognitive, Journal Affective, & Behavioral Neuroscience, 6 (3), 246-259.

Landau, S. M. et al. (2012). Association of Lifetime Cognitive Engagement and Low Beta-Amyloid Deposition. Arch Neurol. Published online January 23, 2012. doi:10.1001/archneurol.2011.2748

Li, R., Polat, U., Makous, W. & Bavelier, D. (2009). Enhancing the contrast sensitivity function through action video game playing. Nature Neuroscience, 12(5), 527–8.

McDougall, S. & House, B. (2012). Brain training in older adults: Evidence of transfer to memory span performance and pseudo-Matthew effects. Aging, Neuropsychology, and Cognition, 19 (1-2), 195–221.

Nouchi, R., Taki, Y., Takeuchi, H., Hashizume, H., Akitsuki, Y., Shigemune, Y., Sekiguchi, A., Kotozaki, Y., Tsukiura,T., Yomogida, Y., & Kawashima, R. (2012). Brain Training Game Improves Executive Functions and Processing Speed in the Elderly: A Randomized Controlled Trial. PLoS ONE 7(1): e29676.

Rohwedder, S., and Willis., R. J. (2010). Mental Retirement. Journal of Economic Perspectives, 24(1), 119–38.

Scarmeas, N., Levy, G., Tang, M. X., Manly, J., & Stern, Y. (2001). Influence of leisure activity on the incidence of Alzheimer's disease. Neurology, 57, 2236-2242.

Schooler, C., Mulatu, M. S., & Oates, G. (1999). The continuing effects of substantially complex work on the intellectual functioning of older workers. Psychology and Aging, 14, 483-506.

Snowdon, D. A., Ostwald, S. K., Kane, R. L., & Keenan, N. L. (1989). Years of life with good and poor mental and physical function in the elderly. Journal of Clinical Epidemiology, 42, 1055-1066.

Stern, Y. (2002). What is cognitive reserve? Theory and research application of the reserve concept. Journal of Int. Neuropsych. Soc., 8, 448-460.

Wang, J.Y., Zhou, D.H., Li, J., Zhang, M., Deng, J., Tang, M., et al. (2006). Leisure activity and risk of cognitive impairment: The Chongqing aging study. Neurology, 66(6), 911–913.

Williams, J. W., Plassman, B. L., Burke, J., Holsinger, T., & Benjamin, S. (2010). Preventing Alzheimer's Disease and Cognitive Decline. NIH Evidence Report: AHRQ Publication.

Wilson, R. H., Barnes, L. L., Aggarwal, N. T., Boyle, P. A., Hebert, L. E., Mendes de Leon, C. F., & Evanc, D. A. (2010). Cognitive activity and the cognitive morbidity of Alzheimer's disease. Neurology, 75, 990–996.

Wilson, R.S., Bennett, D.A., Bienias, J.L., Aggarwal, N.T., Mendes de Leon, C.F., Morris, M.C., Schneider, J. A., & Evans, D. A. (2002). Cognitive activity and incident AD in a population-based sample of older persons. Neurology, 59, 1910-1914.

Yaffe, K., Weston, A., Graff-Radford, N. R., Satterfield, S., Simonsick, E. M., Younkin, S. G., Younkin, L. H., Kuller, L., Ayonayon, H. N., Ding, J., & Harris, T. B. (2011). Association of Plasma β-Amyloid Level and Cognitive Reserve With Subsequent Cognitive Decline. JAMA, 305(3), 261-266.

Zelinski, E. M., & Burnight, K. P. (1997). Sixteen-year longitudinal and time lag changes in memory and cognition in older adults. Psychology and Aging, 12(3), 503-513.

Zelinski et al. (on-going). The IMPACT Study: A randomized controlled trial of a brain plasticity-based training program for age-related decline.

CAPÍTULO 6

Bickart, K. C., Wright, C. I., Dautoff, R. J., Dickerson, B. C., & Feldman Barrett, L. (2011). Amygdala volume and social network size in humans. Nature Neuroscience, 14, 163–164.

Bennett, D.A., Schneider, J.A., Tang, Y., Arnold, S.E., & Wilson, R.S. (2006). The effect of social networks on the relation between Alzheimer's disease pathology and level of cognitive function in old people: A longitudinal cohort study. Lancet Neurology, 5(5), 406– 412.

Bowling, A., & Grundy, E. (1998). The association between social networks and mortality in later life. Rev. Clin. Gerontology, 8, 353–61.

Carlson, M. C., Erickson, K. I., Kramer, A. F., Voss, M. W., Bolea, N., Mielke, M., et al. (2009). Evidence for neurocognitive plasticity in at-risk older adults: The Experience Corps program. Journals of Gerontology Series A: Biological Sciences and Medical Sciences, 64(12), 1275–1282.

Conroy, R. M., Golden, J., Jeffaresa, I., O'Neill, D., & McGee, H. (2010). Boredom-proneness, loneliness, social engagement and depression and their association with cognitive function in older people: A population study. Psychology, Health & Medicine,15(4), 463-473.

Diamond, A., Barnett, W. S., Thomas, J., and Munro, S. (2007). Preschool program improves cognitive control. *Science* 318, 1387–1388.

Dunbar, R. I. M. (1992) Neocortex Size As A Constraint On Group Size In Primates. J. Human Evo, 22, 469.

Dunbar, R. I. M. et al. (in press). Journal of Computer-Mediated Communication.

Fratiglioni, L., Paillard-Borg, S., & Winblad, B. (2004). An active and socially integrated lifestyle in late life might protect against dementia. Lancet Neurology, 3(6), 343–353.

Goncalves, B., Perra, N., & Vespignani, A. (2011). Modeling Users' Activity on Twitter Networks: Validation of Dunbar's Number. PLoS ONE 6(8): e22656.

Harris, A. H., & Thoresen, C. E. (2005). Volunteering is associated with delayed mortality in older people: Analysis of the longitudinal study of aging. Journal of Health Psychology, 10(6), 739–752.

Hsu, H. C. (2007). Does social participation by the elderly reduce mortality and cognitive impairment? Aging & Mental Health, 11(6), 699-707.

Jackson, J. J., Hill, P. L., Payne, B. R., Roberts, B. W., & Stine-Morrow, E. A. L. (2012, Jan 16). Can an old dog learn (and want to experience) new tricks? Cognitive training increases openness to experience in older adults. Psychology and Aging, Advance online pub.

Krueger, K. R., Wilson, R. S., Kamenetsky, J. M., Barnes, L. L., Bienias, J. L., & Bennett, D. A. (2009). Social engagement and cognitive function in old age. Experimental Aging Research, 35(1), 45-60.

Morrow-Howell, N., Hinterlong, J., Rozario, P. A., & Tang, F. (2003). Effects of volunteering on the well-being of older adults. Journals of Gerontology, Series B: Psychological Sciences and Social Sciences, 58(3), S137–145.

Pollet, T. V., Roberts, S. G. B., & Dunbar, R. I. M. (2011). Use of Social Network Sites and Instant Messaging Does Not Lead to Increased Offline Social Network Size, or to Emotionally Closer Relationships with Offline Network Members. Cyberpsychology, Behavior, and Social Networking, 14(4), 253-258.

Reis, H. T., Smith, S. M., Carmichael, C. L., Caprariello, P. A., Tsai, F. F., Rodrigues, A., & Maniaci, M. R. (2010). Are you happy for me? How sharing positive events with others provides personal and interpersonal benefits. Journal of Personality and Social Psychology, 99(2), 311-329.

Saczynski, J. S., Pfeifer, L. A., Masaki, K., Korf, E. S., Laurin, D., White, L., & Launer, L. J. (2006). The effect of social engagement on incident dementia: The Honolulu-Asia Aging Study. American Journal of Epidemiology, 163(5), 433–440.

Williams, J. W., Plassman, B. L., Burke, J., Holsinger, T., & Benjamin, S. (2010). Preventing Alzheimer's Disease and Cognitive Decline. NIH Evidence Report: AHRQ Publication

Ybarra, O., Burnstein, E., Winkielman, P., Keller, M. C., Manis, M., Chan, E., & Rodriguez, J. (2008). Mental exercising through simple socializing: Social interaction promotes general cognitive functioning. Personality and Social Psychology Bulletin, 34, 248-259.

Ybarra, O., Winkielman, P. Yeh, I., Burnstein, E., & Kavanagh, L. (2011). Friends (and sometimes enemies) with cognitive benefits: Which types of social interactions boost executive functioning? Social Psychological and Personality Science, 2, 253-261.

CAPÍTULO 7

Berk., L. S., Tan, S. A., Fry, W. F., Napier, B. J., Lee, J. W., Hubbard, R. W., Lewis, J. E., & Eby, W. C. (1989). Neuroendocrine and stress hormone changes during mirthful laughter. Am J Med Sci., 298(6), 390-396.

Berman, M. G., Jonides, J., & Kaplan, S. (2008). The Cognitive Benefits of Interacting With Nature. Psychological Science, 19(12), 1207-1212.

Bennett, M. P., Zeller, J. M., Rosenberg, L., & McCann J. (2002). The effect of mirthful laughter on stress and natural killer cell activity. Altern Ther Health Med., 9(2), 38-45.

Cowen, P. J. (2002). Hypercortisolism cortisol, serotonin and depression: all stressed out? The British Journal of Psychiatry, 180, 99-100.

Elliott, W., Izzo, J., White, W. B., Rosing, D., Snyder, C. S., Alter, A., Gavish, B., & Black, H. R. (2004). Graded Blood Pressure Reduction in Hypertensive Outpatients Associated with Use of a Device to Assist with Slow Breathing. J Clin Hypertens, 6(10), 553-559.

Emmons, R. A. (2007). Thanks: How the New Science of Gratitude Can Make You Happier. Boston: Houghton Mifflin.

Emmons, R. A. & McCullough, M. E. (2003). Counting Blessings versus Burdens: An Experimental Investigation of Gratitude and Subjective Well-Being in Daily Life. Journal of Personality and Social Psychology, 84(2), 377–389.

Gordon, N. S. (2003). The neural basis of joy and sadness: A functional magnetic resonance imaging study of the neuro-affective effects of music, laughter and crying. ProQuest Information & Learning, 64, 997.

Grossman, E., Grossman, A., Schein, M. H., Zimlichman, R., & Gavish, B. (2001). Breathing-control lowers blood pressure. Journal of Human Hypertension, 15, 263-269.

Head, D., Singh, T., & Bugg, J. M. (2012). The moderating role of exercise on stress-related effects on the hippocampus and memory in later adulthood. Neuropsychology, (Jan 30, ahead of print)

Hofmann, S. G., Sawyer, A. T., Witt, A. A., & Oh, D. (2010). The effect of mindfulness-based therapy on anxiety and depression: A meta-analytic review. J Consult Clin Psychol. 78(2),169-83.

Hölzel, B. K., Carmody, J., Evans, K. C., Hoge, E. A., Dusek, J. A., Morgan, L., et al (2010). Stress reduction correlates with structural changes in the amygdala. Social, Cognitive, and Affective Neuroscience, 5 (1): 11-17.

Jamieson, J. P., Mendes, W. B., Blackstock, E., & Schmader, T. (2010). Turning the knots in your stomach into bows: Reappraising arousal improves performance on the GRE. Journal of Experimental Social Psychology, 46, 208–212.

Lemaire, J. B., Wallace, J. E., Lewin, A. M., de Grood, J., & Schaefer, J. P. (2011). The Effect of a Biofeedback-based Stress Management Tool on Physician Stress: A Randomized Controlled Clinical Trial. Open Medicine, 5(4), E154.

Lupien, S. J., Fiocco, A., Wan, N., Maheu, F., Lord, C., Schramek, T., & Tu, M. T. (2005). Stress hormones and human memory function across the lifespan. Psychoneuroendocrinology, 30(3), 225-242.

McCraty, R., Atkinson, M., Arguelles, L., & Lipsenthal, L. (2009). New Hope for Correctional Officers: An Innovative Program for Reducing Stress and Health Risks. Appl Psych and Biofeedback, 34(4), 251-272.

Miller, G. (2011). Social neuroscience. Why loneliness is hazardous to your health. Science, 14, 331(6014), 138-40.

Newberg, A., D'Aquili, E., & Rause, V. (2001). Why God won't go away: Brain science and the biology of belief. Ballantine Books.

Newberg, A. & Waldman, M. R. (2006). Why we believe what we believe: Uncovering our biological need for meaning, spirituality, and truth. Free Press.

Newberg, A., & Waldman, M. (2009). How God Changes the Brain: Breakthrough Findings from a Leading Neuroscientist. Ballantine Books.

Nyklicek, I., & Kuijpers, K. F. (2008). Effects of mindfulness-based stress reduction intervention on psychological well-being and quality of life: Is increased mindfulness indeed the mechanism? Annals of Behavioral Medicine, 35(3), 331–340.

Pines, E. W., Rauschhuber, M. L., Norgan, G. H., Cook, J. D., Canchola, L., Richardson, C., & Jones, M. E. (2011). Stress resiliency, psychological empowerment and conflict management styles among baccalaureate nursing students. J. Adv. Nurs (Epub ahead of print)

Prinsloo, GE, Rauch, HGL, Lambert, MI, Muench, F, Noakes, TD & Derman WE (2010). The Effect of Short Duration Heart Rate Variability (HRV) Biofeedback on Cognitive Performance During Laboratory Induced Cognitive Stress. Published online in Wiley Online Library (wileyonlinelibrary.com) DOI: 10.1002/acp.1750

Sapolsky, R. M. (2004). Why zebras don't get ulcers. Owl Books.

Schein, M., Gavish, B., Herz, M., Rosner-Kahana, D., Naveh, P., Knishkowy, B., Zlotnikov, E., Ben-Zvi, N., & Melmed, R. N. (2001). Treating hypertension with a device that slows and regularizes breathing: A randomised, double-blind controlled study. Journal of Human Hypertension, 15, 271-278.

Segrin, C., & Passalacqua, S. A. (2010). Functions of loneliness, social support, health behaviors, and stress in association with poor health. Health Commun., 25, 312-22.

Sherlin, L., Gevirtz, R., Wyckoff, S., & Muench, F. (2009). Effects of Respiratory Sinus Arrhythmia Biofeedback Versus Passive Biofeedback Control, International Journal of Stress Management, 16(3), 233-248.

Steenbarger, B, N. (2006). Enhancing Trader Performance: Proven Strategies From the Cutting Edge of Trading Psychology. Wiley.

Steenbarger, B. N. (2003). The Psychology of Trading: Tools and Techniques for Minding the Markets. Wiley.

Williams, J. W., Plassman, B. L., Burke, J., Holsinger, T., & Benjamin, S. (2010). Preventing Alzheimer's Disease and Cognitive Decline. NIH Evidence Report: AHRQ Publication

Zeidan, F., Johnson, S. K., Diamond, B. J., David, Z., Paula Goolkasian, P. (2010). Mindfulness meditation improves cognition: Evidence of brief mental training. Consciousness and Cognition, 19, 597–605.

CAPÍTULO 8

Ball, K., Edwards, J. D., Ross, L. A., McGwin, G. (2010). Cognitive Training Decreases Motor Vehicle Collision Involvement of Older Drivers. Journal of the American Geriatrics Society, 58(11), 2107–2113.

Barnes, D. E., Yaffe, K., Belfor, N., Jagust, W. J., DeCarli, C., Reed, B. R., & Kramer, J. H. (2009). Computer-Based Cognitive Training for Mild Cognitive Impairment: Results from a Pilot Randomized, Controlled Trial. Alzheimer Dis Assoc Disord. 2009 Jul–Sep; 23(3): 205–210.

Beck, A. (1979). Cognitive therapy and the emotional disorders. Plume.

Beck, J. S. (1995). Cognitive Therapy: Basics and Beyond. Guilford Press.

Beck, J. S. (2007). The Beck diet solution: Train your brain to think like a thin person. Oxmoor House.

Beck, S. J., Hanson, C. A., Puffenberger, S. S., Benningerb, K. L., & Benninger, W. B. (2010). A Controlled Trial of Working Memory Training for Children and Adolescents with ADHD. Journal of Clinical Child & Adolescent Psychology, 39(6), 825-836.

Berry, A. S., Zanto, T. P., Clapp, W. C., Hardy, J. L., Delahunt, P. B., Mahncke, H. W., & Gazzaley, A. (2010). The Influence of Perceptual Training on Working Memory in Older Adults. PLoS One, 5(7): e11537.

Brehmer, Y., Rieckmann, A., Bellander, M., Westerberg, H., Fischer, H., & Bäckman, L. (2011). Neural correlates of training-related working-memory gains in old age. NeuroImgae, 58(4), 1110-1120.

Davidson, R. J., Kabat-Zinn, J., Schumacher, J., Rosenkranz, M., Muller, D., Santorelli, S. F., Urbanowski, F., Harrington, A., Bonus, K. and Sheridan, J. F. (2003). Alterations in brain and immune function produced by mindfulness meditation. Psychosomatic Medicine, 65, 564-570.

Edwards, J. D., … & Mahncke, H. W. (2009). Cognitive speed of processing training delays driving cessation. The Journals of Gerontology: Series A: Biological Sciences and Medical Sciences, 64A(12), 1262-1267.

Finn, M., & McDonald, S. (2012). Computerised Cognitive Training for Older Persons With Mild Cognitive Impairment: A Pilot Study Using a Randomised Controlled Trial Design. Brain Impairment, 12(3), 187-199.

Hofmann, S. G., Sawyer, A. T., Witt, A. A., & Oh, D. (2010). The effect of mindfulness-based therapy on anxiety and depression: A meta-analytic review. J Consult Clin Psychol. 78(2),169-83.

Hölzel, B. K., Carmody, J., Vangel, M., Congleton, C., Yerramsetti, S. M., Gard, T., & Lazar, S. W. (2011). Mindfulness practice leads to increases in regional brain gray matter density. Psychiatry Research: Neuroimaging, 191 (1), 36-43.

Jackson, J. J., Hill, P. L., Payne, B. R., Roberts, B. W., & Stine-Morrow, E. A. L. (2012). Can an old dog learn (and want to experience) new tricks? Cognitive training increases openness to experience in older adults. Psychology and Aging, Advance online pub.

Jaeggi, S. M., Buschkuehl, M., Jonides, J., & Perrig, W. J. (2008). Improving fluid intelligence with training on working memory. Proceedings of the National Academy of Sciences of the United States of America, 105(19), 6829-6833.

Jaeggi, S. M., Buschkuehl, M., Jonides, J., & Shah, P. (2011). Short- and long-term benefits of cognitive training. PNAS, 108 (25), 10081-10086.

Jobe, J. B., Smith, D. M., Ball, K., Tennstedt, S. L., Marsiske, M., Willis, S. L., Rebok, G. W., Morris, J. N., Helmers, K. F., Leveck, M. D., Kleinman, K. (2001). ACTIVE: A cognitive intervention trail to promote independence in older adults. Control Clinical Trials, 22(4), 453-479.

Klingberg, T., Fernell, E., Olesen, P. J., Johnson, M., Gustafsson, P., Dahlström, K., Gillberg, C. G., Forssberg, H., & Westerberg, H. (2005). Computerized training of working memory in children with ADHD-A randomized, controlled trial. J. American Academy of Child and Adolescent Psychiatry, 44(2), 177-186.

Lundqvist, A., Grundström, K., Samuelsson, K., & Rönnberg, J. (2010). Computerized training of working memory in a group of patients suffering from acquired brain injury. Brain Inj., 24(10),1173-83.

MacLean, K. A., Ferrer, E., ...& Saron, C. (2010). Intensive meditation training improves perceptual discrimination and sustained attention. Psychological Science, 21(6), 829-839.

Mahncke, H. W., Connor, B. B., Appelman, J., Ahsanuddin, O. N., Hardy, J. L., Wood, R. A., Joyce, N. M., Boniske, T., Atkins, S. M., & Merzenich, M. M. (2006). Memory enhancement in healthy older adults using a brain plasticity-based training program: A randomized, controlled study. PNAS, 103(33), 12523-12528.

Moore, A., & Malinowski, P. (2009). Meditation, mindfulness and cognitive flexibility. Consciousness and Cognition, 18(1), 176–186.

Paquette, V., Levesque, J., Mensour, B., Leroux, J. M., Beaudoin, G., Bourgouin, P., et al. (2003). Effects of cognitive-behavioral therapy on the neural correlates of spider phobia. Neuroimage, 18, 401-409.

Peretz, C., Korczyn, A. D., Shatil, E., Aharonson, V., Birnboim, S., & Giladi, N. (2012). Computer-based, personalized cognitive training versus classical computer games: a randomized double-blind prospective trial of cognitive stimulation. Neuroepidemiology, 36(2), 91-99.

Roenker, D., Cissell, G., Ball, K., Wadley, V., & Edwards, J. (2003). Speed of processing and driving simulator training result in improved driving performance. Human Factors, 45: 218-233.

Shatila, E., Metzerb, A., Horvitzc, O., & Millerb, A. (2010). Home-based personalized cognitive training in MS patients: A study of adherence and cognitive performance NeuroRehabilitation 26 (2010) 143–153.

Small, G. (2005). The memory prescription: Dr. Gary Small's 14-day plan to keep your brain and body young. Hyperion.

Smith, G. E., …. Mahncke, H. W., & Zelinski, E. M. (2009). A cognitive training program based on principles of brain plasticity: Results from the Improvement in Memory with Plasticity-based Adaptive Cognitive Training (IMPACT) study. Journal of the American Geriatrics Society, 57(4), 594-603.

Stahre, L., Tärnell, B., Håkanson, C.-.E., & Hällström, T. (2007). A randomized controlled trial of two weight-reducing short-term group treatment programs for obesity with an 18-month follow-up. International Journal of Behavioral Medicine, 14(1), 48-55

Tang, Y.-Y., Lu, Q., Geng, X., Stein, E. A., Yang, Y., Posner, M. I. (2010). Short-term meditation induces white matter changes in the anterior cingulate. Proceedings of the National Academy of Sciences, 107(35), 5649-15652.

Tang, Y., Ma, Y., Wang, J., Fan, Y., Feng, S., Lu, Q., et al. (2007). Short-term meditation training improves attention and self-regulation. Proceedings of the National Academy of Sciences, 104(43), 17152-17156.

Unverzagt, F. W., Guey, L. T., Jones, R. N., Marsiske, M., King, J. W., Wadley, V. G., Crowe, M., Rebok, G. W., & Tennstedt, S. L. (2012). ACTIVE Cognitive Training and Rates of Incident Dementia. J Int Neuropsychol Soc. Mar 9:1-9. [Epub ahead of print]

van Leeuwen, S., Muller, N. G., & Melloni, L. (2009). Age effects on attentional blink performance in meditation. Consciousness and Cognition 18(3), 593-599.

Walton, K. G., Schneider, R. H., & Nidich, S. (2004). Review of Controlled Research on the Transcendental Meditation Program and Cardiovascular Disease: Risk Factors, Morbidity, and Mortality. Cardiology in Review, 12, 262-266.

Williams, J. W., Plassman, B. L., Burke, J., Holsinger, T., & Benjamin, S. (2010). Preventing Alzheimer's Disease and Cognitive Decline. NIH Evidence Report: AHRQ Publication.

Willis, S. L., Tennstedt, S. L., Marsiske, M., Ball, K., Llias, J., Koepke, K. M., Morris, J. N., Rebok, G. W. Unverzagt, F. W. Stoddard, A. M., & Wright, E. (2006). Long-term effects of cognitive training on everyday functional outcomes in older adults. Journal of the American Medical Association, 296(23), 2805-2814.

Wolinsky, F. D., Vander Weg, M. W., Martin, R., Unverzag, F. W., Willis, S. L., Marsiske, M., Rebok, G. W., Morris, J. N., Ball, K. K., & Tennstedt, S. L. (2010). Does Cognitive Training Improve Internal Locus of Control Among Older Adults? J Gerontol B Psychol Sci Soc Sci, 65B (5), 591-598.

Woodruff, L., & Woodruff, B. (2007). In an Instant: A Family's journey of love and healing. Random House.

Zelinski, E. M., Spina, L. M., Yaffe, K., Ruff, R., Kennison, R. F., Mahncke, H. W., & Smith, G. E. (2011). Improvement in Memory with Plasticity-Based Adaptive Cognitive Training: Results of the 3-Month Follow-Up. Journal of the American Geriatrics Society, 59(2), 258–265.

ÍNDICE